U0225511

食管胃结合部腺癌的诊断

日本《胃与肠》编委会　编著
《胃与肠》翻译委员会　译

辽宁科学技术出版社
·沈阳·

Authorized translation from the Japanese Journal，entitled

胃と腸　第56巻 第7号

食道胃接合部腺癌の診断2021

ISSN：0536-2180

編集：「胃と腸」編集委員会

協力：早期胃癌研究会

Published by Igaku-Shoin LTD.，Tokyo Copyright © 2021

图书在版编目（CIP）数据

食管胃结合部腺癌的诊断/日本《胃与肠》编委会编著；《胃与肠》翻译委员会译. —沈阳：辽宁科学技术出版社，2023.4

ISBN 978-7-5591-2921-5

Ⅰ.①食… Ⅱ.①日… ②胃… Ⅲ.①食管癌—诊断 Ⅳ.① R735.14

中国国家版本馆CIP数据核字（2023）第034534号

出版发行：辽宁科学技术出版社

　　　　　（地址：沈阳市和平区十一纬路25号　邮编：110003）

印 刷 者：辽宁新华印务有限公司

经 销 者：各地新华书店

幅面尺寸：182 mm × 257 mm

印　　张：6.75

字　　数：155千字

出版时间：2023 年 4 月第 1 版

印刷时间：2023 年 4 月第 1 次印刷

责任编辑：卢山秀

封面设计：袁　舒

版式设计：袁　舒

责任校对：栗　勇

书　　号：ISBN 978-7-5591-2921-5

定　　价：98.00元

编辑电话：024-23284363

E-mail：lkbjlsx@163.com　　《胃与肠》官方微信：15640547725

邮购热线：024-23284502

目　录

发生于幽门螺杆菌未感染胃的胃底腺黏膜型胃癌1例

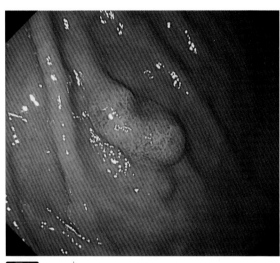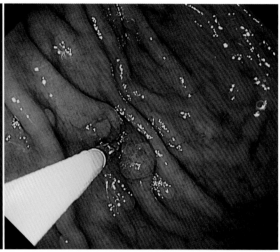

图1　　a │ b

患者

70多岁，女性。

既往史

桥本病；针对乳癌施行了双侧乳房切除术（60多岁时）。

嗜好史

无吸烟史，不饮酒。

内服药

法莫替丁，左甲状腺素钠，依西美坦（exemestane）。

病史

为探究腹部胀满感的原因而施行的上消化道内镜检查（esophagogastroduodenoscopy，EGD）中发现了胃隆起性病变，施行了1处活检（**图1**）。由于活检组织病理学诊断为Group 2，所以在活检3个月后以诊断治疗为目的进行了内镜黏膜下剥离术（endoscopic submucosal dissection，ESD）。

体征

未见异常。

血液生化学检查结果

血常规检查、生化学检查未发现异常。抗幽门螺杆菌（*Helicobacter pylori*）抗体<3 U/mL。

EGD所见（ESD时）

在未见萎缩性变化的胃体中部前壁见有1cm大小的发红隆起性病变（**图2a**）。隆起的

岸埜 高明 [1]　　北村 阳子　金政 和之　田中 齐祐　森 康二郎　福本 晃平　冈本 直树
岛田 启司 [2]　　岸本 光夫 [3]

[1] 市立奈良病院消化器肝臟病センター·消化器内科　　　[2] 同　病理診断科　　　[3] 京都府立医科大学人体病理学

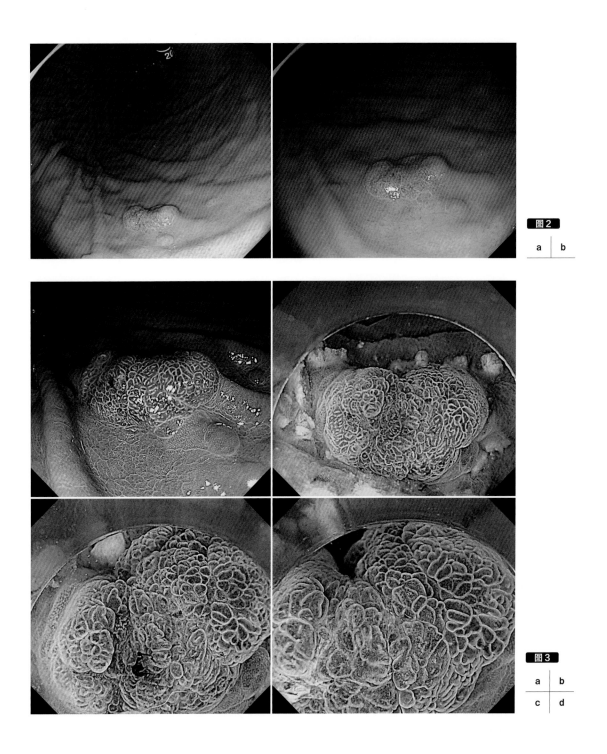

图2
a | b

图3
a | b
c | d

凸起陡峭，病变的边界清晰。隆起的顶部呈浅凹陷，凹凸不平（**图2b**）。在 NBI 放大观察中，背景黏膜上见有小圆形凹陷（small round pit），病变部可以观察到肿大的绒毛样结构（**图3a，b**）。当提高放大倍数观察时，在病变的边缘部，白区（white zone）的宽度均一，结构规则；而在中心部白区不鲜明，还有结构不规则（**图3c，d**）。

切除标本的肉眼表现

在固定的切除标本可见大小 12 mm × 8 mm

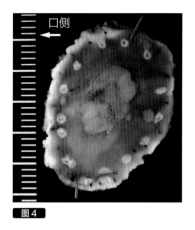

图4

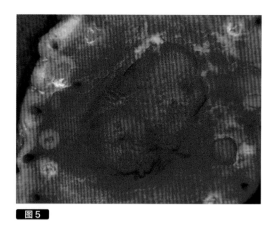

图5

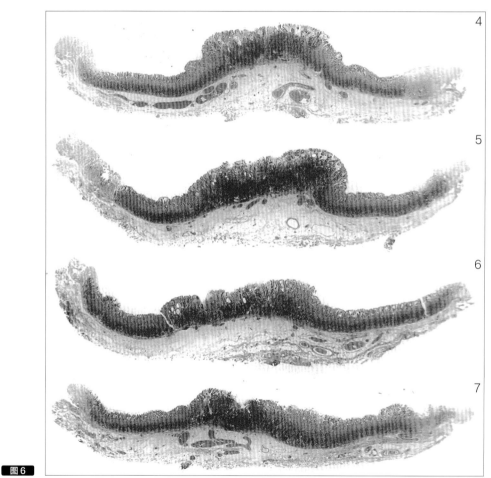

图6

的不规则形隆起性病变，病变的中央部呈不规则形凹陷（**图4**）。在结晶紫染色中，病变的边缘部为规则的绒毛样结构，但在中心部结构不规则（**图5**）。

组织病理学表现

以无萎缩的胃底腺黏膜为背景，具有类圆形小型核和呈独特紫红色胞体的细胞［MUC5AC（－）、MUC6（＋）、pepsinogen（Ⅰ＋）］在形成腺管的同时致密地增殖。在边缘部，该腺管以黏膜的中层和深层为主体进展，抬高表层的非肿瘤黏膜成分，形成明显抬高的隆起性病变（**图6**、**图7**）。病变的中央部炎症细胞浸润明显，上皮的表层变薄。另外，在相同部位，具有黏液性胞体的异型细胞［MUC5AC（+）、MUC6（−）、pepsinogen（Ⅰ−）］形成不规则的腺管，开口于表面（**图8**）。此外，还混杂有具有红色胞体的细胞［H⁺/K⁺−ATPase（+）］。

这些细胞的异型性较弱，肿瘤局限于黏膜内，也未能观察到脉管浸润表现（**图9**）。MIB−1呈阳性的肿瘤细胞稀疏分布，标记率的热点值（hot spot）约为5%，处于低值（**图9f**）。

根据以上表现，诊断为恶性程度较低的胃底腺黏膜型胃癌（0−Ⅱa+Ⅱc型，12 mm×8 mm，pT1a，Ly0，V0，pHM0，pVM0）。在癌的周围还发现了数个胃底腺息肉。

复原（mapping）

虽然见有与隆起一致的癌，但在边缘，癌没有开口于表面而发育。在中央部，主要呈向

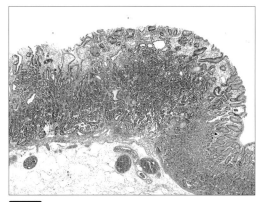

图7

小凹上皮分化的癌腺管开口于表面（**图10**）。

对比

可以通过比较切除标本和内镜图像，分别确定各个对应的部分来进行内镜表现和组织病理学表现的对比。在对比的基础上，于内镜图像中加上假想的切割线（**图11**）。病变边缘结构规则的区域对应于表层的非肿瘤区域，病变中央的伴有轻度结构不规则的区域对应于伴有

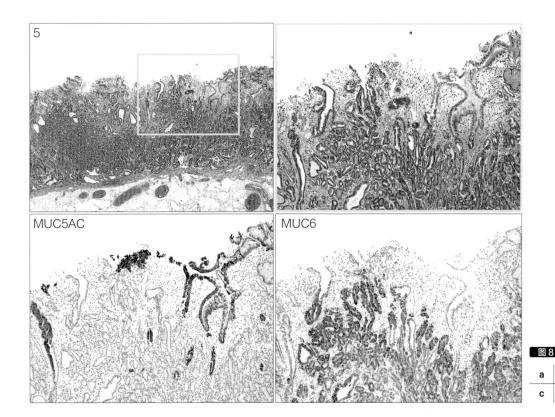

图8

a	b
c	d

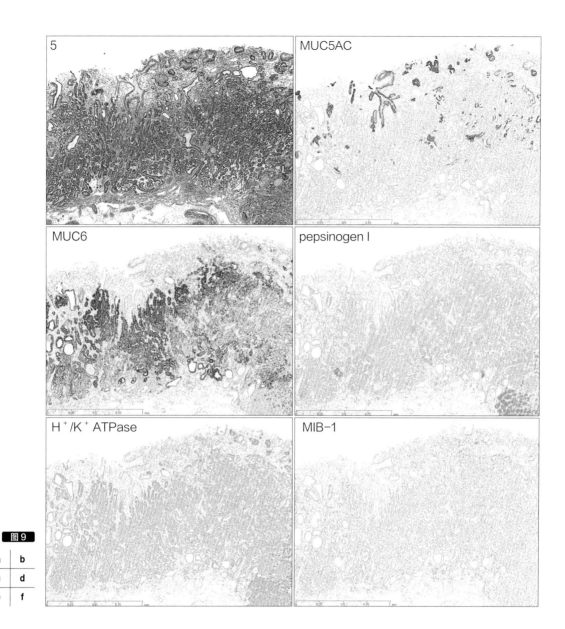

图9

a	b
c	d
e	f

图10

口側

癌未开口于表面而发育
癌开口于表面

炎性细胞浸润、癌开口于表面的区域（**图11**的箭头所指处是作为标志的沟，相同颜色的箭头分别对应）。表层的癌腺管是图**11**的箭头所指部（红色箭头所指为向小凹上皮细胞分化的癌腺管的表面开口部，绿色箭头所指为向胃底腺细胞分化的癌腺管的表面开口部），由于其区域很狭小，所以认为中央部的NBI放大表现主要是伴有炎症的非肿瘤上皮的表现。

总结

笔者等经治了1例以幽门螺杆菌未感染胃

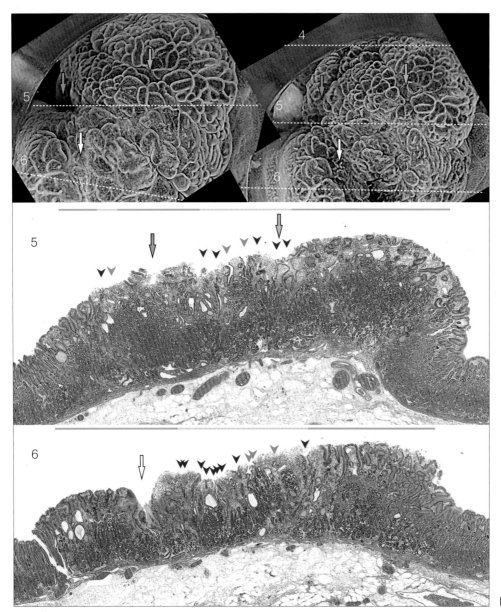

图11

为背景的胃底腺黏膜型胃癌。在 NBI 放大观察中，结构规则的区域对应于表层的非肿瘤区域，伴有结构不规则的区域对应于癌的开口部，但由于开口的癌腺管很少，认为难以根据这种表现诊断为癌。笔者认为，本疾病的内镜诊断，有必要包括背景黏膜、常规白光观察在内进行综合判断。

（2019年11月份早期胃癌研究会病例）

关于食管胃结合部腺癌的遗留问题

小山 恒男 [1]

关键词　食管胃结合部　腺癌　浸润深度诊断　范围诊断
组织学分型诊断

[1] 佐久医療センター内視鏡内科　〒 385-0051 佐久市中込 3400 番地 28
E-mail : oyama@caral.ocn.ne.jp

随着幽门螺杆菌（*Helicobacter pylori*）感染率的降低，胃癌的发生率也在下降，但食管胃结合部腺癌（esophagogastric junction adenocarcinoma，EGJAC）有增加的趋势。本系列图书在 2001 年、2009 年、2015 年、2017 年就 EGJAC 策划了选题，近 20 年间提及 EGJAC 的次数在增加。回顾过去：2001 年渡边英伸、下田忠和、西俣宽人等著名的前辈们就 EGJAC 的相关问题展开了辩论，笔者也撰写了有关内镜治疗的文章。食管胃结合部很狭窄，是用以往的内镜下黏膜切除术（endoscopic mucosal resection，EMR）难以治疗的部位之一，但显示可以采用内镜黏膜下剥离术（endoscopic submucosal dissection，ESD）进行病变的整块切除。2009 年，放大内镜登场了，其可用性被报道。2015 年的书论述了采用各种技术方法的 EGJAC 的诊断。在 2017 年的书中提出 SM1 的基准为 500 μm 是合理的。

在这段历史中，遗留下来的问题是术前的浸润深度诊断、范围诊断和组织学分型诊断。由于食管胃结合部弯曲而狭窄，无论采用哪种技术方法都很难诊断。因此，本书从 X 线造影

检查、内镜检查、超声内镜检查（endoscopic ultrasonography，EUS）的角度报道了高手术例数中心（high volume center）的浸润深度诊断的现状。当 EGJAC 与鳞状 - 柱状上皮交界处（squamou-columnar junction，SCJ）相连时，常常进展到扁平上皮下，难以诊断其进展范围。究竟应该如何诊断扁平上皮下进展范围呢？另外，虽然早期的 EGJAC 多为分化型癌，但有时也会遇到低分化腺癌。内镜下的组织学分型诊断可以和胃癌一样吗？应该阐明这些问题，就此向作者约了稿。

还有，即使采用了最新的技术方法，也有未能达到正确诊断的病例。为什么术前诊断很困难呢？通过对每一个病例逐一深入分析，理应能阐明这些待解决的问题。当以后再遇到这样的病例时能够正确诊断吗？即便如此，可能还会有不能确诊的病例吧。因此决定请编委收集主题相关的病例。

就这样，完成了《食管胃结合部腺癌的诊断》一书。通过阅读本书，应该能够明确 2021 年的 EGJAC 诊断的现状和存在的问题，希望对读者能够有所帮助。

食管胃结合部腺癌的流行病学

井上 真奈美[1]

摘要●根据近年来欧美的临床流行病学的报道，食管腺癌和食管胃结合部腺癌的发病率在增加。虽然据报道食管胃结合部腺癌的发病率在日本也有增加的趋势，但由于其发病率低，流行病学的实际情况还不很清楚。一般认为，肥胖的增加、幽门螺杆菌感染的减少以及胃食管反流病的增加是导致食管胃结合部腺癌增加的原因。另一方面，也有文献指出，其作为从胃食管反流病到癌的中间阶段，与Barrett食管有关，但尚未得出结论。有必要结合食管胃结合部腺癌的流行病学趋势的把握，进一步研究以阐明致癌机制。

关键词　食管胃结合部　食管　腺癌　流行病学　要因

[1] 国立研究開発法人国立がん研究センター社会と健康研究センター予防研究部
〒 104-0045 東京都中央区築地 5 丁目 1-1

前言

最近几十年间，随着胃癌的主要诱因——幽门螺杆菌（*Helicobacter pylori*）感染的大幅下降，以日本为代表的发达国家的胃癌发病率显著降低。另一方面，在欧美，近年来食管腺癌和食管胃结合部腺癌的发病率在增加。一般认为其原因除了幽门螺杆菌感染减少外，还有肥胖和与之相伴的食管反流病的增加等。在日本也有人指出，尽管与食管癌和胃癌相比发病率较低，但食管胃结合部腺癌的发病率有增加的趋势。然而，原本发生于食管胃结合部的癌，此前根据发生部位一直作为食管癌或胃癌被整理分析。因此，没有作为食管胃结合部癌的独立的描述性流行病学统计，这是食管胃结合部癌实际情况不清楚的根本原因。因此，为了了解食管胃结合部腺癌的流行病学，加上食管腺癌和胃腺癌的趋势分析是不可缺少的。

基于这样的背景，在此概述目前已知的食管胃结合部腺癌的国内外流行病学趋势及其主要原因。

食管癌、胃癌、食管胃结合部癌的流行病学趋势

在欧美各国，这几十年间食管腺癌在增加，据近年来的患病率统计，食管腺癌占食管癌的五成以上。美国国立癌症研究所（National Cancer Institute，NCI）长年实施的监测、流行病学和预后（Surveillance, Epidemiology, and End Results Program，SEER）数据库是包括美国人癌症详细临床流行病学信息在内的大规模数据库，现在已经覆盖了全部美国人的 35%。据报道，根据利用 SEER 数据库的分析，1973—2006 年食管腺癌增加了 7 倍（每 10 万人 0.26 ~

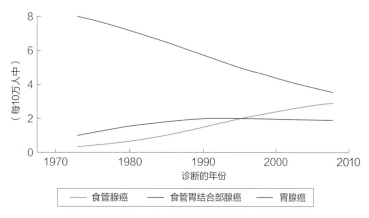

图1 美国的食管腺癌、食管胃结合部腺癌、胃腺癌患病率的不同年度变化（1973—2008年，根据SEER数据库）。
Trends in incidence of adenocarcinoma of the esophagus，GEJ（gastroesophageal junction），and non-cardia stomach in the United States，1973 to 2008（per 100,000，adjusted for age，race，and sex to the 2000 US standard population，with lowers smoothing）. Data from the National Cancer Institute's SEER Program（SEER * Stat Database: Incidence: SEER 9 Regs Public Use，November 2010 submission）.
〔转载自"Buas MF, et al. Epidemiology and risk factors for gastroesophageal junction tumors: understanding the rising incidence of this disease. Semin Radiat Oncol 23: 3-9，2013，Fig. 1"〕

2.56例），2000—2017年的趋势是原地踏步（**图1**）；以北欧国家为代表，欧美各国也报道有同样的增加趋势。特别是老年白人男性的增加幅度较大，女性、年轻年龄层也见有增加。

另一方面，在以日本为代表的亚洲各国，食管癌的九成以上是由食管本来的黏膜发生的鳞状细胞癌，原本腺癌的发生率就很低，关于食管腺癌趋势的报道很少。即使根据地区癌症登记全国统计得到的1993—2001年各组织类型食管癌的变化趋势来看，也未能确认食管腺癌发病率的明显增加。另外，基于长期数据报道的大阪府癌症登记的1984—2014年的趋势，关于胃腺癌的发病率，男性没有增加，女性有所下降；关于食管腺癌，需要注意的是，虽然患病率非常低（十万分之一以下），但可以确认男女的患病率都在逐渐增加。还有，如果根据由学会主导实施的食管癌的全国登记，在20世纪90年代仅占2%左右的食管腺癌，此后增加到了6.5%~7.1%。即便如此，当置换到实际患病率来看时，仍以较低的数值推移，实际

是否增加尚不明确（**图2**）。

不仅是日本，就整个世界而言，由于疾病分类的标准化，发生于食管胃结合部的癌此前一直根据部位被分类为食管癌或胃癌，因此还没有作为食管胃结合部癌的独立的描述性流行病学统计分析。在这样的背景下，为了掌握食管胃结合部癌的趋势，有必要利用作为描述性流行病学统计基础的癌症登记等各单位数据库对详细部位进行重新统计。近年来在欧美，通过这样的癌症登记数据的详细部位的重新统计，提示食管胃结合部癌的增加。当利用上述的美国SEER数据库对各详细部位的年度发展趋势进行分析时，食管胃结合部癌尤其从1975年左右的每10万人1.22增加到20世纪90年代前半期的每10万人2.05，此后基本保持不变。

另一方面，在日本还有利用院内癌症登记和临床信息的报道。据报道，当分析日本国立癌症研究中心医院1962—2005年的外科晚期胃癌病例的发生部位时，食管胃结合部腺癌的比率从

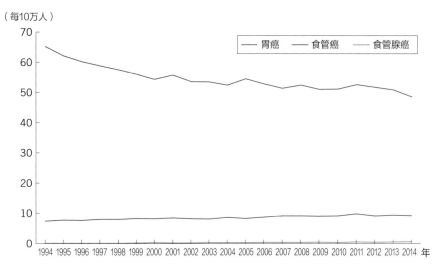

（每10万人）

图例：—— 胃癌　—— 食管癌　—— 食管腺癌

图2 日本的胃癌、食管癌、食管腺癌年龄修正患病率的变化（男女合计，根据1985年模型人口进行修正）。
食管腺癌是将Nishi T等报道的食管癌病例数中的腺癌比例乘以食管癌年龄修正患病率值而得出的概数。胃癌、食管癌参考了日本癌症登记统计值。

20世纪60年代前半期的2.3%增加到20世纪前半期的10.0%，同时期的Siewert分类Ⅱ型从28.5%增加到57.3%。另外，在根据大阪国际癌症中心的院内癌症登记数据来分析2006—2017年的食管胃结合部腺癌的发展趋势的研究中，有Barrett食管的患者和无胃黏膜萎缩的患者增加了，并且显示位于食管侧的Barrett腺癌增加了。

关于这些临床流行病学方面的特性，今后需要进一步关注描述性流行病学的研究和发展趋势。为此，克服在国内外公开发表的癌症统计中不能正确分类食管胃结合部癌的根本问题，即当务之急是改善疾病编码使食管胃结合部的分类提取成为可能，并使其国际标准化。

食管腺癌及食管胃结合部腺癌的风险因素

据悉，食管癌的风险因素在鳞状细胞癌和腺癌是不同的。在以往日本人发病率高的鳞状细胞癌中，吸烟和饮酒是主要的风险因素。对于日本人来说，进一步显示酒量小的人饮酒以及既吸烟又饮酒会引起风险的增加。另外，饮用巴拉圭茶有可能增加患食管鳞状细胞癌的风险；人乳头状瘤病毒（human papilloma virus，HPV）感染也是对食管鳞状细胞癌的贡献度接近40%的重要因素。

另一方面，食管腺癌的主要风险因素是肥胖和吸烟。其中特别是白人男性，50岁以上的人患病风险增加。相反，水果和蔬菜的摄取、服用阿司匹林等非甾体抗炎药（nonsteroidal anti-inflammatory drugs，NSAIDs）和感染幽门螺杆菌的人患病风险降低。像这样，关于食管腺癌的风险因素，有很多因欧美的生活习惯或环境特性而癌发病增加的共同点。另外，食管腺癌与从胃食管反流病到癌的中间阶段的Barrett食管有关，提示是由于酸反流到食管而引起反流性食管炎为背景而发生的。可是，并不是肥胖就一定会引起食管中的酸度增加。不论有无胃食管反流病，肥胖都会引起食管腺癌的风险增加，中心性肥胖与Barrett食管密切相关；另一方面，即使不存在Barrett食管，中心性肥胖也会使患食管腺癌的风险增加等，矛盾之处也有很多，推测发病机制不是单一的。

另外，提示在肥胖者引起炎性细胞因子和瘦素的分泌增加、脂联素（adiphonectin）的分泌减少、胰岛素抵抗和高胰岛素血症、高血糖。瘦素增加与 Barrett 食管的风险增加有关，脂联素增加与 Barrett 食管的风险降低有关。

关于食管胃结合部腺癌的风险因素，几乎没有评估流行病学因素的研究。因此，认为现在大致重新解读食管腺癌的风险因素是妥当的。

结语

分析表明，食管胃结合部腺癌不仅在欧美，在日本也有增加的趋势。肥胖和吸烟确实是使食管腺癌的风险增加的因素，也被认为与食管胃结合部腺癌的风险因素是相同的。虽然有文献指出，Barrett 食管是从胃食管反流病到癌的中间阶段，但尚未能得出结论。关于食管胃结合部腺癌，有待于进一步研究以阐明其机制。

本文以井上真奈美刊载于外科 82: 1097–1100, 2020的《食管胃结合部癌的流行病学动向》一文为基础执笔完成。

参考文献

[1]Bray F, Colombet M, Mery L, et al（eds）. Cancer Incidence in Five Continents, vol. XI（electronic version）. IARC, Lyon, 2017.

[2]Nishi T, Makuuchi H, Ozawa S, et al. The present status and future of Barrett's esophageal adenocarcinoma in Japan. Digestion 99: 185–190, 2019.

[3]NIH. Surveillance, Epidemiology, and End Results Program. https://seer.cancer.gov/（2021年2月8日阅览）.

[4]Pohl H, Sirovich B, Welch HG. Esophageal adenocarcinoma incidence: are we reaching the peak? Cancer Epidemiol Biomarkers Prev 19: 1468–1470, 2010.

[5]Surveillance, E., and End Results Program, SEER＊Explorer: Adenocarcinoma of the Esophagus Recent Trends in SEER Age-Adjusted Incidence Rates, 2000–2017. National Cancer Institute, US.

[6]Buas MF, Vaughan TL. Epidemiology and risk factors for gastroesophageal junction tumors: understanding the rising incidence of this disease. Semin Radiat Oncol 23: 3–9, 2013.

[7]Thrift AP, Pandeya N, Whiteman DC. Current status and future perspectives on the etiology of esophageal adenocarcinoma. Front Oncol 2: 11, 2012.

[8]Shibata A, Matsuda T, Ajiki W, et al. Trend in incidence of adenocarcinoma of the esophagus in Japan, 1993–2001. Jpn J Clin Oncol 38: 464–468, 2008.

[9]Matsuno K, Ishihara R, Ohmori M, et al. Time trends in the incidence of esophageal adenocarcinoma, gastric adenocarcinoma, and superficial esophagogastric junction adenocarcinoma. J Gastroenterol 54: 784–791, 2019.

[10]国立がん研究センターがん情報サービス「がん登録・統計」. 全国推計値: がん罹患データ（1975年～2015年）. https://ganjoho.jp/data/reg_stat/statistics/dl/cancer_incidence（1975–2015).xls（2021年4月12日阅览）.

[11]Kusano C, Gotoda T, Khor CJ, et al. Changing trends in the proportion of adenocarcinoma of the esophagogastric junction in a large tertiary referral center in Japan. J Gastroenterol Hepatol 23: 1662–1665, 2008.

[12]World Cancer Research Fund. Diet, nutrition, physical activity and oesophageal cancer, revised 2018. https://www.wcrf.org/sites/default/files/Oesophageal–cancer–report.pdf（2021年4月2日阅览）.

[13]Ishiguro S, Sasazuki S, Inoue M, et al. Effect of alcohol consumption, cigarette smoking and flushing response on esophageal cancer risk: a population–based cohort study（JPHC study）. Cancer Lett 275: 240–246, 2009.

[14]Morita M, Kumashiro R, Kubo N, et al. Alcohol drinking, cigarette smoking, and the development of squamous cell carcinoma of the esophagus: epidemiology, clinical findings, and prevention. Int J Clin Oncol 15: 126–134, 2010.

[15]Oze I, Charvat H, Matsuo K, et al. Revisit of an unanswered question by pooled analysis of eight cohort studies in Japan: Does cigarette smoking and alcohol drinking have interaction for the risk of esophageal cancer? Cancer Med 8: 6414–6425, 2019.

[16]Ludmir EB, Stephens SJ, Palta M, et al. Human papillomavirus tumor infection in esophageal squamous cell carcinoma. J Gastrointest Oncol 6: 287–295, 2015.

[17]Coleman HG, Xie SH, Lagergren J. The Epidemiology of Esophageal Adenocarcinoma. Gastroenterology 154: 390–405, 2018.

[18]de Vries DR, van Herwaarden MA, Smout AJPM, et al. Gastroesophageal pressure gradients in gastroesophageal reflux disease: relations with hiatal hernia, body mass index, and esophageal acid exposure. Am J Gastroenterol 103: 1349–1354, 2008.

[19]Alexandre L, Long E, Beales IL. Pathophysiological mechanisms linking obesity and esophageal adenocarcinoma. World J Gastrointest Pathophysiol 5: 534–549, 2014.

Summary

Epidemiology of Esophagogastric Junction Adenocarcinoma

Manami Inoue[1]

Reports, particularly from Western countries, have often suggested an epidemiological shift in the incidence and distribution of cancers within the esophagus and stomach over the past decades, from distal sites in the stomach（adenocarcinoma）and proximal sites in the esophagus（squamous cell carcinoma）toward the esophagogastric junction（EGJ adenocarcinoma）. On the other hand, a report on the long–term trends of EGJ tumors showed no evidence of any increase in EGJ adenocarcinoma in Japan. Changes in the prevalence of risk factors, such as obesity, Helicobacter pylori infection, gastroesophageal reflux, and Barrett esophagus, may contribute to explaining this shift, although no definite conclusion has been drawn. Further research is needed to elucidate the risk factors and mechanisms of carcinogenesis.

[1]Division of Prevention, Center for Public Health Sciences, National Cancer Center, Tokyo.

食管胃结合部腺癌的病理

——特别是根据肉眼表现进行浸润深度诊断

海崎 泰治 [1]

宫永 太门 [2]

奥田 俊之

服部 昌和

道傅 研司

青柳 裕之 [3]

波佐谷 兼庆

原 季衣 [1]

小上 瑛也

摘要●利用食管胃结合部腺癌（Barrett食管癌及肿瘤的中心距食管胃结合部2 cm以内的肿瘤）的ESD标本和手术标本的肉眼图像，分析了用于浸润深度诊断的肉眼表现的精度。当利用通常用于胃癌的怀疑为黏膜下层浸润的表现时，对于诊断超过500μm的黏膜下层浸润来说，虽然特异性高但灵敏度低。呈黏膜下层浸润的食管胃结合部癌的特征是：在以隆起为主体的病变中，多为肿瘤呈台状抬高的隆起伴有非癌黏膜；在组织病理学上，多可以观察到在黏膜下层的黏液癌成分和肿瘤呈充实性增殖。在以凹陷为主体的病变中，特征是伴有癌灶内溃疡的病例很罕见，而呈"凹陷边缘隆起"和"凹陷内结节状隆起"的病例比较多见。

关键词　食管胃结合部腺癌　Barrett 食管癌　切除标本　浸润深度诊断

[1] 福井県立病院病理诊断科　〒910-8526 福井市四ツ井 2 丁目 8-1
　　E-mail：y-kaizaki-4a@pref.fukui.lg.jp
[2] 同　外科
[3] 同　消化器内科

前言

　　Barrett 食管癌的成因被认为是胃酸和胆汁酸的反流所引起的炎症。近年来，由于日本人幽门螺杆菌（*Helicobacter pylori*）感染率的降低，包括 Barrett 食管癌在内的食管胃结合部腺癌有增加的趋势。但是，目前食管胃结合部腺癌的发生率比较低，还不能完全掌握肿瘤的特征。通过多中心协作研究，显示可以作为内镜治疗适应证（治愈）标准的浸润深度指标为黏膜下层浸润 500μm 以内。今后虽然黏膜下层浸润 500μm 以内的病例符合食管胃结合部腺癌的内镜治疗适应证标准，但因为食管胃结合部在解剖学上相当于生理性的狭窄部、弯曲部，一般认为浸润深度诊断比较困难，到目前为止尚无一致的报道。

　　因此，此次以获取有助于食管胃结合部腺癌浸润深度诊断的知识为目的，研究了显示黏膜下层浸润超过 500μm 的食管胃结合部腺癌的肉眼表现特征和组织病理学特征。

对象和方法

　　以 2004—2020 年的 17 年间在笔者所在医院施行了手术及内镜黏膜下剥离术（endoscopic submucosal dissection，ESD）的病例中，停留于黏膜下层浸润阶段的 Barrett 食管癌 21 例及胃贲门癌 62 例为研究对象。Barrett 食管癌是指组织病理学上证明在食管下段有 Barrett 黏膜，肿瘤的中心存在于 Barrett 黏膜范围内的病例。胃贲门癌是指肿瘤的中心位于食管胃结合部肛侧 2 cm 以内的腺癌，是排除了 Barrett 食管癌以后的病例。另外，作为研究对象，在 2019 年施行切除手术的病例中，收集了除 Barrett 食管癌和胃贲门癌外的早期胃癌病例 139 例（作为"其他胃癌"）。

利用切除标本的新鲜标本和固定标本的肉眼图像进行浸润深度诊断，与术后病理诊断的浸润深度进行了比较。首先，分为以隆起型为主体的病变和以凹陷型为主体的病变。浸润深度的判定是根据迄今为止的关于早期胃癌浸润深度诊断的报道，判定是否有疑为胃癌黏膜下层浸润的表现。作为疑为黏膜下层浸润的表现，在以隆起为主体的病变，观察到"隆起的抬高平缓，且被非癌黏膜所覆盖的表现""皱襞集中表现""在隆起顶部有凹陷的表现""两级隆起"；在以凹陷为主体的病变，观察到"台状抬高""凹陷边缘的隆起""凹陷内的结节状隆起""凹陷内无定形结构表现""深凹陷"，在伴有癌灶内溃疡的病变还观察到"皱襞的变粗""皱襞的愈合"。

关于浸润深度的判定，将存在上述表现 1 种以上的情况作为黏膜下层浸润超过 500μm（以下记作"SM2"）的表现阳性（将黏膜内病变及 500μm 以内的黏膜下层浸润分别记作"M/SM1"），计算出灵敏度（SM2 的正确判定率）、特异性（M/SM1 的正确判定率）。另外，对 SM2 病例分析了组织病理学特征。

此外，还就年龄、性别、肿瘤的位置、组织类型等进行了分析。

结果

1. 病例的总体情况（表1）

Barrett 食管癌病例的中位年龄为 67 岁，与胃贲门癌（73 岁）和其他胃癌（72 岁）相比，年龄呈下降趋势。性别方面，Barrett 食管癌明显是男性发病率高（19：2）。肿瘤的位置，在 Barrett 食管癌和胃贲门癌以右壁（小弯侧）为主。肉眼分型方面，Barrett 食管癌多以隆起型（0-Ⅰ、0-Ⅱa）为主（61%），与其他胃癌相比凹陷型（0-Ⅱc）较少。胃贲门癌的肉眼分型显示位于 Barrett 食管癌和其他胃癌中间的趋势。Barrett 食管癌的瘤径有较大的趋势。组织学分型方面，Barrett 食管癌以分化型占大部分（90%），而在胃贲门癌（91%）和其他胃癌（86%）中也见有许多呈分化型。

浸润深度方面，Barrett 食管癌与胃贲门癌和其他胃癌相比，黏膜下层浸润的病例较多（48%）。癌灶内溃疡全部在以凹陷为主体的病变中被观察到；在其他胃癌中以凹陷为主体的病变占 23%，胃贲门癌的凹陷为主体的病变的 10% 可以观察到癌灶内溃疡，但在 Barrett 食管癌没有观察到。淋巴管浸润和静脉浸润在 Barrett 食管癌病例高比率呈阳性，淋巴结转移在 Barrett 食管癌病例也呈高发趋势。

2. 以隆起为主体病变的浸润深度诊断

在 Barrett 食管癌的 6 例 SM2 病例中，有 5 例通过肉眼进行的浸润深度诊断为正诊。M/SM1 病例的 SM2 表现均正诊为阴性。浸润深度诊断的灵敏度为 83%，特异性为 100%（图 1）。SM2 病例的肉眼表现的详细情况为，大部分为"顶部凹陷"及"隆起为非癌黏膜"（表 2a）。肉眼表现的特征为：有整个肿瘤呈明显台状隆起的病例（6 例中 3 例）。组织病理学方面，黏膜下层的组织学分型虽然是各种各样，但全部病例呈现黏膜肌层保持较好、黏膜下层间质量少、充实性增殖的表现（图 2、图 3）。另外，发现了 3 例黏膜下层浸润部为黏液癌的病例（图 3）。

在胃贲门癌病例，灵敏度为 67%，特异性为 100%。作为 SM2 的表现，有"顶部凹陷"和"隆起为非癌黏膜"（表 2b）。

在其他胃癌病例，灵敏度为 83%，特异性为 100%。作为 SM2 的表现，见有 2 例呈"皱襞集中"的病例（表 2c）。

3. 以凹陷为主体病变的浸润深度诊断

在 Barrett 食管癌病例中，灵敏度为 100%，特异性为 100%（图 4）。SM2 的表现为"凹陷

表1 食管胃结合部癌的临床病理学特征

	Barrett食管癌 $n=21$	胃贲门癌 $n=62$	其他胃癌 $n=139$
中位年龄（范围）	67（49~88）岁	73（42~88）岁	72（35~94）岁
性别			
男	19（90%）	42（68%）	99（71%）
女	2（10%）	20（32%）	40（29%）
占据部位			
Ae	21（100%）	0	0
U	0	62（100%）	18（13%）
M	0	0	60（43%）
L	0	0	61（44%）
壁上位置			
Ant	2（10%）	6（10%）	21（15%）
Less（Right）	12（57%）	38（61%）	63（45%）
Post	3（14%）	15（24%）	27（20%）
Gre（Left）	3（14%）	3（5%）	28（20%）
Circ	1（5%）	0	0
肉眼分型（为主）			
0-Ⅰ	3（14%）	7（11%）	6（4%）
0-Ⅱa	10（47%）	22（36%）	48（35%）
0-Ⅱb	2（10%）	2（3%）	4（3%）
0-Ⅱc	6（29%）	31（50%）	81（58%）
中位瘤径（范围）	25mm（4~110mm）	20mm（3~67mm）	15mm（1~118mm）
组织学分型			
pap	2（10%）	6（10%）	1（1%）
tub1	17（80%）	46（73%）	106（76%）
tub2	0	5（8%）	13（9%）
por1	1（5%）	2（3%）	4（3%）
por2	0	1（2%）	3（2%）
sig	0	1（2%）	12（9%）
muc	1（5%）	1（2%）	0
浸润深度			
M	11（52%）	45（73%）	110（79%）
SM1（SM<500 μm）	1（5%）	5（8%）	11（8%）
SM2（SM≥500 μm）	9（43%）	12（19%）	18（13%）
pUL			
pUL0	21（100%）	59（95%）	120（86%）
pUL1	0	3（5%）	19（14%）
Ly			
Ly0	16（76%）	56（90%）	133（96%）
Ly1	5（24%）	6（10%）	6（4%）
V			
V0	15（71%）	54（87%）	138（99%）
V1	6（29%）	8（13%）	1（1%）
pN			
pN0	19（90%）	62（100%）	137（99%）
pN1	2（10%）	0	2（1%）

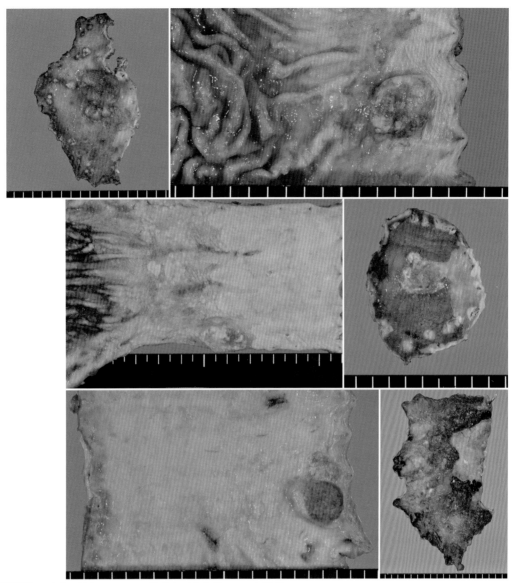

图1 呈黏膜下浸润500μm以上的隆起型为主的Barrett食管癌。

a 前壁的0-Ⅰs型病变。作为肉眼表现，见有"在隆起的顶部有凹陷的表现"。

b 左壁0-Ⅱa+Ⅱc型病变。见有"隆起平缓抬高，被非癌黏膜所覆盖的表现"和"在隆起的顶部有凹陷的表现"。

c 后壁的0-Ⅱa+Ⅱc型病变。见有"隆起平缓抬高，被非癌黏膜所覆盖的表现"和"在隆起的顶部有凹陷的表现"。

d 右壁的0-Ⅱa+Ⅱc型病变。见有"隆起平缓抬高，被非癌黏膜所覆盖的表现"和"在隆起的顶部有凹陷的表现"。

e 后壁的0-Ⅰs+Ⅱa型病变。见有"两级隆起"和"在隆起的顶部有凹陷的表现"。

f 全周性的0-Ⅱa+Ⅰs型病变。未见疑为SM2浸润的表现。

边缘隆起""凹陷内结节状隆起""凹陷内无定形结构"（**表3a**）。作为SM2病例的特征，边缘隆起明显的病例较多，观察到在黏膜下层分化型癌的充实性增殖（**图5**）。

在胃贲门癌病例中，灵敏度为56%，特异性为96%，SM2的表现为"凹陷边缘隆起""凹陷内结节状隆起""凹陷内无定形结构"（**表3b**）。作为SM2病例的组织病理学特征，虽然在黏膜下层呈充实性增殖的病例较多（9例中7例），但组织类型多种多样，根据在黏膜

表2 根据切除标本得到的以隆起为主体早期胃癌病变的黏膜下层浸润表现及阳性率

	a：Barrett食管癌		b：胃贲门癌		c：其他胃癌	
	M/SM1 n = 7	SM2 n = 6	M/SM1 n = 26	SM2 n = 3	M/SM1 n = 48	SM2 n = 6
隆起为非癌黏膜	0	3（50%）	0	1（33%）	0	2（33%）
皱襞集中	0	0	0	0	0	2（33%）
顶部凹陷	0	5（83%）	0	2（67%）	0	4（67%）
两级隆起	0	1（17%）	0	0	0	0
（无异常表现）	7（100%）	1（17%）	26（100%）	1（33%）	48（100%）	1（17%）

有重复。

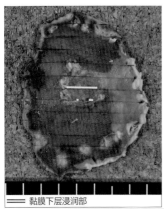

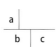

图2

a 与**图1d**相同的病例。在Barrett食管内有0-Ⅱa＋Ⅱc型病变。

b,c 组织病理像。在黏膜下层有高分化型管状腺癌、充实型低分化腺癌的浸润（黏膜下层浸润距离2570μm）。肿瘤间的间质量少，表现为充实性增殖。

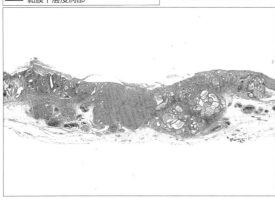
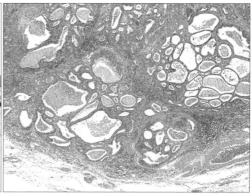

━━ 黏膜下层浸润部

下层的表现，为分化型肿瘤（tub1、tub2）6 例、黏液癌 1 例、淋巴细胞浸润癌 2 例。

在其他胃癌病例，灵敏度为 67%，特异性为 95%，SM2 的表现为"凹陷边缘隆起""凹陷内结节状隆起""凹陷内无定形结构""深凹陷"（**表3c**）。

讨论

当利用切除标本通过肉眼表现进行浸润深度诊断时，虽然对食管胃结合部腺癌的灵敏度稍低，但是特异性高，认为有可能与普通型胃癌一样能够用肉眼进行浸润深度诊断。与浸润深度诊断相关的 Barrett 食管癌的特征多为隆起型，伴有黏膜下层浸润的肿瘤多呈黏膜下肿瘤（submucosal tumor，SMT）样的肿瘤整体隆起的形态；在组织病理学上，黏膜下层呈充实性增生，特别是有显示黏液癌的病例。在以凹陷为主体的肿瘤中，低分化腺癌为主的病例较少，

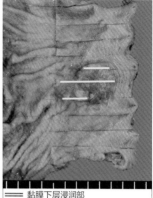

	a
b	c

图3

a 与**图1b**相同的病例。在Barrett食管内有0-Ⅱa+Ⅱc型病变。

b 组织病理像。为乳头状腺癌成分占大部分的腺癌组织，肿瘤充实性地一直浸润到黏膜下层深部（黏膜下层浸润距离4340μm）。

c 组织病理像。在黏膜下层浸润部伴有黏液癌成分。

═══ 黏膜下层浸润部

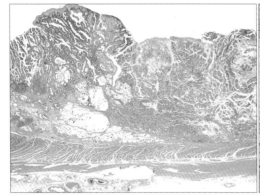

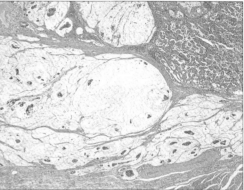

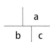

	a
b	c

图4 呈黏膜下层浸润500μm以上的以凹陷型为主的Barrett食管癌。

a 右壁的0-Ⅱc+Ⅱa型病变。作为肉眼表现，见有"凹陷边缘的隆起"，以及"凹陷内无定形结构表现"。

b 右壁的0-Ⅱc型病变。见有"凹陷边缘的隆起"，以及"凹陷内的结节状隆起"表现。

c 右壁的0-Ⅱc型病变。见有"凹陷内的结节状隆起"表现。

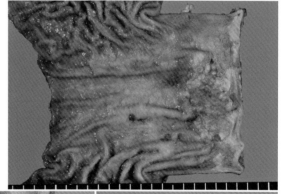

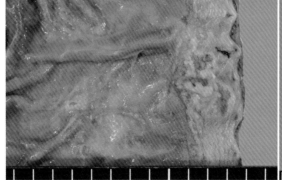

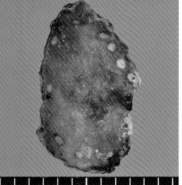

表3 根据切除标本得到的以凹陷为主体早期胃癌病变的黏膜下层浸润表现及阳性率

	a: Barrett食管癌		b: 胃贲门癌		c: 其他胃癌	
	M/SM1 $n=5$	SM2 $n=3$	M/SM1 $n=24$	SM2 $n=9$	M/SM1 $n=73$	SM2 $n=12$
台状抬高	0	0	0	0	0	0
凹陷边缘隆起	0	2（67%）	1（4%）	2（22%）	2（3%）	5（42%）
凹陷内结节状隆起	0	2（67%）	0	3（33%）	1（1%）	3（25%）
凹陷内无定形结构	0	1（33%）	0	1（11%）	0	3（25%）
深凹陷	0	0	0	0	1（1%）	1（8%）
皱襞变厚	0	0	0	0	0	0
皱襞融合	0	0	0	0	0	0
（无异常表现）	5（100%）	0	23（96%）	4（44%）	69（95%）	4（33%）

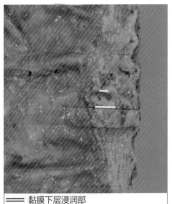
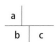

━━ 黏膜下层浸润部

图5
a 与**图4b**相同的病例。在Barrett食管内有0-Ⅱc型病变。
b,c 组织病理像。以高分化型管状腺癌为主体的肿瘤一直浸润到黏膜下层深部（黏膜下层浸润距离2010μm）。在黏膜下层，伴有高度炎性细胞浸润的同时，肿瘤充实性增殖。

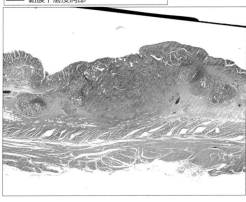
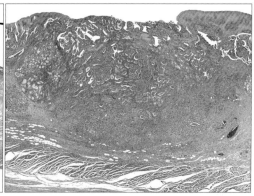

伴有癌灶内溃疡的病例很少见，由于不伴有皱襞集中，认为有可能应用比较单纯的浸润深度诊断。另一方面，胃贲门癌的组织病理学表现丰富多彩，被认为是具有介于 Barrett 食管癌和普通胃癌之间性质的肿瘤。

食管胃结合部癌在病理学上至少包括 Barrett 食管癌在内的食管腺癌和胃贲门癌 2 种肿瘤。此前已有人就鉴别食管腺癌和胃贲门癌的必要性进行了讨论，有意见认为应该在肿瘤的发生和临床处置上有所区别，但也有观点认为在治疗上没有特别区分的必要。关于内镜治疗的适应证方面，研究显示食管腺癌和胃贲门癌的内镜切除治愈标准均为黏膜下层浸润 500μm 以内，从治疗的角度来看，认为没有必要特别区分。另一方面，即使是显示相同的超过500μm的黏膜下层浸润表现，从内镜诊断和病理学的角度，有可能各肿瘤的肉眼表现和组织病理学表现会影响到黏膜下层以下的浸润形式，分别区分考虑各肿瘤是有意义的。因此，虽然此次的目的是研究食管胃结合部癌整体的浸润深度诊断的表现，但也区分为Barrett食管癌和胃贲门癌进行了分析。

在一般性临床表现及病理学表现上，Barrett食管癌与此前的报道一样，结果为年轻者多，主要见于右壁（小弯侧），以隆起型为主体，分化型腺癌多，认为Barrett食管癌是比较均一的肿瘤群。另一方面，胃贲门癌病例略为高龄，肉眼分型多为0-Ⅱc型，组织病理学上有少数未分化型，具有介于Barrett食管癌和其他胃癌之间的性质。在已有报道中，食管胃结合部癌几乎不含有未分化癌，但系仅限于内镜切除标本的报道，除此之外呈大致相同的趋势。

关于Barrett食管癌的浸润深度诊断，显示与肉眼分型有关。0-Ⅰ型多为SM癌，尤其在0-Ⅰs型明显SM癌多，0-Ⅰp型几乎都是M癌。0-Ⅱa型虽然M癌多，但在病变内伴有颜色差异、凹陷、糜烂、溃疡时，有可能是SM癌。0-Ⅱc型既可能是M癌，也有可能是SM癌，而在存在凹陷内隆起和深凹陷的情况下，有必要考虑是SM癌。在着眼于内镜表现的报道中，SM癌明显瘤径偏大，肉眼分型混合型的病变也多。另外，黏膜花纹的消失表现、病变内隆起表现、边缘隆起表现、病变内的SMT样增厚的表现、明显的发红等在SM癌明显多见。虽然在本次研究中也显示大致相同的结果，但当从病理学诊断的角度分析Barrett食管癌的浸润深度诊断时，一般报道高分化型腺癌多，当浸润于黏膜下层以深时，有低分化的趋势。但是，根据本次研究，由于黏膜肌层保持较好，黏膜下层浸润部多显示为含有黏液癌而间质量少的充实性增殖，推测是由于黏膜下层的充实性肿瘤而形成了SMT样的隆起。

另外，有文献指出，作为与浸润深度相关

的组织病理学表现，由于Barrett食管伴有黏膜肌层形成双层，如果癌在使新生肌层［浅表黏膜肌层（superficial muscularis mucosae，SMM）］和真正的肌层［深部黏膜肌层（deep muscularis mucosae，DMM）］之间分离的同时挤压性发育的话，有时会呈现SMT样的隆起部，就会影响到浸润深度诊断。在本次研究的病例中，浸润深度在DMM以上的16例中有3例见有相同的表现，均为SM2病变。当肿瘤达到DMM发育时，是否是由于在早期浸润到黏膜下层目前还无法得到确切的证据，但至少在呈SMT样发育的情况下，应该考虑是深于SM2。

关于胃贲门癌的浸润深度诊断，是作为普通型胃癌的一部分被定位，目前还没有其他的见解。根据本次的研究结果，通过肉眼观察的浸润深度诊断和普通型的胃癌一样，灵敏度低，特异性高。当从病理学的角度考虑胃贲门癌时，可以认为是一组容易发生于胃上部的肿瘤。当分析胃上部癌的特征性组织类型时，一般认为有包括印戒细胞癌在内的低分化腺癌（sig/por2）、具有胃型黏液的分化型癌、淋巴细胞浸润癌［EB病毒（Epstein-Barr virus，EBV）相关胃癌］等。但是，在本次研究中，在胃上部常见的sig/por2在胃贲门癌中仅占4%（62例中2例），与其他胃癌相比也明显较少。笔者认为，这与在胃癌的浸润深度诊断中增加难度的伴有癌灶内溃疡的病例很少（5%）有关。

本次研究的局限性包括采用了切除标本图像以及病例数较少。这次主要采用的是固定后的标本。通过福尔马林固定后标本的水肿减轻，病变的凹凸与新鲜标本相比变得更加明显，但由于将标本粘贴在平板上的方法有可能会导致过度伸展或过度收缩的状态。与内镜检查和X线造影检查不同，在粘贴后的标本上不能改变标本的伸展或收缩的程度。在拍摄方法方面，原则上只从标本上部进行拍摄，除特殊情况外大多不施行从斜线或切线方向的拍摄。

另外，关于病例数少的问题，目前是受单一临床研究机构的食管胃结合部癌病例数所限。但是，在展开标本状态下的切除标本的浸润深度诊断知识也可以应用于内镜诊断。今后希望通过大量病例进行研究。

结语

　　普通型胃癌的浸润深度诊断是在设想多种多样的组织类型、多种多样的发育形态的同时形成的诊断学。笔者认为，Barrett食管癌是呈比较均一形态的肿瘤，可以以比较单纯的形式利用胃癌的浸润深度诊断学，但食管胃结合部癌具有介于普通型胃癌和Barrett食管癌中间的性质，有必要整体上利用普通胃癌的浸润深度诊断学，并且有必要兼顾到因部位不同而诊断的困难程度。

参考文献

[1]Haggitt RC. Barrett's esophagus, dysplasia, and adenocarcinoma. Hum Pathol 25: 982–993, 1994.

[2]Matsuno K, Ishihara R, Ohmori M, et al. Time trends in the incidence of esophageal adenocarcinoma, gastric adenocarcinoma, and superficial esophagogastric junction adenocarcinoma. J Gastroenterol 54: 784–791, 2019.

[3]天野祐二，安積貴年，坪井優，他．本邦におけるBarrett食道癌の疫学―現況と展望．日消誌 112: 219–231, 2015.

[4]Ishihara R, Oyama T, Abe S, et al. Risk of metastasis in adenocarcinoma of the esophagus: a multicenter retrospective study in a Japanese population. J Gastroenterol 52: 800–808, 2017.

[5]Abe S, Ishihara R, Takahashi H, et al. Long-term outcomes of endoscopic resection and metachronous cancer after endoscopic resection for adenocarcinoma of the esophagogastric junction in Japan. Gastrointest Endosc 89: 1120–1128, 2019.

[6]日本食道学会（編），臨床・病理食道癌取扱い規約，第11版．金原出版，2015.

[7]八尾恒良，大串秀明．病理組織構築よりみた深達度診断の問題点．胃と腸 12: 1157–1173, 1977.

[8]西俣寛人，西俣嘉人，美園俊明，他．胃のm，sm1癌とsm2，3癌との鑑別―X線・内視鏡診断の現状．胃と腸 32: 1675–1688, 1997.

[9]川口実，斉藤利彦，梅沢裕信，他．胃のm，sm1癌とsm2，sm3癌との鑑別―内視鏡診断の現状．胃と腸 32: 1689–1697, 1997.

[10]長南明道，三島利之，石橋潤一，他．切開・剝離法（ESD）に必要な早期胃癌の術前内視鏡診断―深達度診断を中心に．胃と腸 40: 769–777, 2005.

[11]八尾恒良，田邊寛，長浜孝，他．胃の陥凹型SM癌の病理組織構築と対比した内視鏡所見―pSM2癌診断のための観察方法と診断限界．胃と腸 43: 1109–1125, 2008.

[12]島岡俊治，松田彰郎，仁王辰幸，他．ESD時代の早期胃癌深達度診断におけるX線検査の役割．胃と腸 49: 22–33, 2014.

[13]渡辺玄，味岡洋一，加藤卓，他．食道胃接合部癌とBarrett食道癌の鑑別は必要か―病理の立場から．胃と腸 52: 292–300, 2017.

[14]前田有紀，平澤大，原田喜博，他．食道胃接合部癌とBarrett食道癌の鑑別は必要か―臨床の立場から．胃と腸 52: 301–310, 2017.

[15]大隅寛木，藤崎順子，河内洋，他．食道胃接合部癌とBarrett食道腺癌の鑑別は必要か―臨床の立場から．胃と腸 52: 311–318, 2017.

[16]藤崎順子，大前雅実，清水智樹，他．表在型Barrett食道癌の内視鏡診断―拾い上げ診断．胃と腸 51: 1299–1310, 2016.

[17]相田順子，石崎達郎，石渡俊行，他．表在型Barrett食道癌の転移・再発危険因子―第72回食道色素研究会多施設アンケート調査から．胃と腸 51: 1269–1282, 2016.

[18]吉永繁高，小田一郎，田中優作，他．表在型Barrett食道癌の内視鏡診断―深達度診断．胃と腸 51: 1311–1320, 2016.

[19]小田一郎，草野央，阿部清一郎，他．食道胃接合部腺癌の内視鏡診断―通常内視鏡の立場から．胃と腸 44: 1155–1162, 2009.

[20]Stolte M, Kirtil T, Oellig F, et al. The pattern of invasion of early carcinomas in Barrett's esophagus is dependent on the depth of infiltration. Pathol Res Pract 206: 300–304, 2010.

[21]Zemler B, May A, Ell C, et al. Early Barrett's carcinoma: the depth of infiltration of the tumour correlates with the degree of differentiation, the incidence of lymphatic vessel and venous invasion. Virchows Arch 456: 609–614, 2010.

[22]海崎泰治，宮永太門，道傳研司，他．病理からみた早期胃癌の深達度診断．胃と腸 50: 583–591, 2015.

Summary

Pathological Characteristics of Esophagogastric Junction Cancer: Macroscopic Diagnosis of the Depth of Invasion

Yasuharu Kaizaki[1], Tamon Miyanaga[2], Toshiyuki Okuda, Masakazu Hattori, Kenji Dohden, Hiroyuki Aoyagi[3], Kenkei Hasatani, Toshie Hara[1], Akiya Kogami

　　We examined the accuracy of macroscopic findings to diagnose the depth of invasion in esophagogastric junction adenocarcinoma using photographs of resected specimens obtained from endoscopic submucosal dissection or surgery. Based on the findings suggesting submucosal invasion in gastric cancer, the specificity of diagnosing submucosal invasion deeper than $500\mu m$ was high, but the sensitivity was low. A protruded lesion with a "table-like" appearance is characteristic of esophagogastric junction carcinoma with submucosal invasion. Histologically, lesions showed mucinous carcinoma or solid tumor growth. In addition, the depressed lesions were rarely accompanied by ulcerations. A "recessed marginal ridge" and a "nodular lesion in the depression" were additional findings of esophagogastric junction adenocarcinoma.

[1]Department of Pathology, Fukui Prefectural Hospital, Fukui, Japan.

[2]Department of Surgery, Fukui Prefectural Hospital, Fukui, Japan.

[3]Department of Gastroenterology, Fukui Prefectural Hospital, Fukui, Japan.

食管胃结合部腺癌的浸润深度诊断

——从 X 线造影的角度

小田 丈二[1]

入口 阳介[1]

水谷 胜[2]

富野 泰弘[1]

山里 哲郎[2]

依光 展和[1]

园田 隆贺[3]

岸 大辅[1]

清水 孝悦

中河原 亚希子

桥本 真纪子

浦部 昭子

山村 彰彦[4]

细井 董三[1]

摘要●对本中心经治的74例食管胃结合部腺癌的X线造影图像进行了重新评估，就浸润深度诊断进行了研究。当从不同肉眼分型来看时，由于存在有病变大小和浸润深度相关的肉眼形态，所以忠实地表示病变的形状是很重要的。另一方面，由于0–Ⅱc型是病变大小和浸润深度不相关的肉眼形态，所以在无法获得病变厚度和侧面变形的情况下，难以通过X线进行浸润深度诊断。

关键词 食管胃结合部　食管胃结合部腺癌　X 线造影　X 线诊断 浸润深度诊断

[1] 東京都がん検診センター消化器内科　〒183–0042 東京都府中市武蔵台 2 丁目 9–2　E–mail：johjioda@gmail.com
[2] 東京都保健医療公社荏原病院消化器内科
[3] 熊本大学病院消化器内科
[4] 東京都がん検診センター検査科

前言

将癌瘤的中心位于食管胃结合部上下 2 cm 以内的病变定义为食管胃结合部癌，而不管其组织病理学类型如何。尽管诊断仪器有所进步，但食管胃结合部的 X 线诊断目前仍是一个存在不足的领域。究其原因，解剖学上的原因有：由于食管胃结合部不容易潴留钡、不容易调节空气量等，很多情况下摄影困难；容易受到呼吸和心脏活动的影响；反流性食管炎、食管裂孔疝以及 Barrett 食管等的存在不仅使摄影复杂化，也使读片诊断变得复杂等。基于这些原因，本文就食管胃结合部病变的 X 线浸润深度诊断，结合实际病例进行阐释。

对象和方法

于 2000 年 1 月至 2019 年 12 月的 20 年间在笔者所在中心被发现和诊断，并施行了外科切除或内镜切除的食管胃结合部腺癌中，以可以充分进行组织病理学分析的病例，且癌瘤的中心位于距食管胃结合部 2 cm 以内，长轴方向不超过 4 cm 的早期食管胃结合部腺癌 74 个病变为对象。重新评估了这些病例的 X 线造影表现，重点就浸润深度诊断，尤其是 SM 浸润 500μm 的鉴别诊断进行研究。

肉眼分型和浸润深度诊断的关系

在以前笔者等的研究中，早期的食管胃结

合部腺癌与其他区域的早期胃癌相比，SM 癌所占的比例较高，并且发现肉眼分型与浸润深度诊断之间有一定的关系。当进一步再加上病变的大小因素时，0-Ⅰ型病变在 20 mm 以内为 M ~ SM1，当超过 20 mm 时深于 SM2 的病变增加，超过 30 mm 时全部为深于 SM2；0-Ⅱa 型病变在 20 mm 以内全部为 M，即使超过 20 mm 也仅为 SM1；0-Ⅱc 型病变的大小与浸润深度之间未见明显的相关性。0-Ⅱa+Ⅱc 型病变无 M 癌，为深于 SM2。0-Ⅱc+Ⅱa 型病变也没有 M 癌，几乎均为深于 SM2。0-Ⅱc+Ⅲ以及 0-Ⅲ+Ⅱc 型病变为深于 SM2。

关于本次作为研究对象的 74 个食管胃结合部腺癌病变，如**表 1**所示，0-Ⅰ型病变除本次展示的 0-Ⅰ+Ⅱc 型的［**病例 2**]外，20 mm 以下的病变为 M ~ SM1，超过 20 mm 时深于 SM2 的病变增加。0-Ⅱa 型病变在 20 mm 以内为 M，即使超过 20 mm 也为 SM1 以内。0-Ⅱb 型病变无论大小都是 M。0-Ⅱc 型病变的大小与浸润深度之间未见相关性。0-Ⅱa+Ⅱc 型及 0-Ⅱc+Ⅱa 型病变无 M 癌，几乎均为 SM2。0-Ⅱc+Ⅲ型和 0-Ⅲ+Ⅱc 型为 SM2。

根据上述的临床病理学特征，下面从实际病例就 X 线诊断的实际临床进行阐述。

病例

［**病例 1**］ 70 多岁，男性。0-Ⅰ型，10 mm×9 mm，tub1，SM1（380 μm）。

X 线造影表现 在仰卧位第 1 斜位像（**图1a**）中，在食管下段见有 10 mm 左右的隆起性病变。其轮廓不规则，在隆起表面伴有淡淡的钡斑，因此可诊断为上皮性肿瘤。在侧面像（**图1b**）中，由于病变的位置会因呼吸和空气量的不同而移动，所以是难以拍摄的部位，没有拍摄到可以充分评估的侧面像。呼气时病变在胃侧被拍摄出来（**图1c**），这种状态下的侧面像更加评估困难。

内镜表现 在白光观察像（**图1d**）中，可见与鳞状上皮 - 柱状上皮交界处（squamo-columnar junction，SCJ）相连续的 10 mm 左右、发红的隆起性病变，在其周围未见糜烂和食管炎、Barrett 食管。在碘染色像（**图1e**）中，病变没有被碘染色。另外，病变的口侧位于食管侧，怀疑有进展至扁平上皮下的可能性。

切除标本表现 在新鲜切除标本（**图1f**）上见有与 SCJ 相连续的发红的隆起性病变。在碘染色像（**图1g**）中病变的大部分位于食管侧。

组织病理学表现 显示图 1f 的白线部的微距像（**图1h**）和绿框部的放大像（**图1i**）。为一部分浸润至 SM1（380 μm）的病变。

［**病例 2**］ 50 多岁，男性。0-Ⅰ+Ⅱc 型，18 mm×14 mm，tub1，SM2（630μm）。

X 线造影表现 在右侧卧位像（**图2a**）中，在食管胃结合部小弯见有不规则型隆起性

表1 根据肉眼分型和病变大小来看的浸润深度

		0~20 mm	21~40 mm
0-Ⅰ型	M	5	2
	SM1	3	1
	SM2	1（病例2）	8
0-Ⅱa型	M	9	0
	SM1	0	2
	SM2	0	0
0-Ⅱa+Ⅱc型	M	0	0
	SM1	0	0
	SM2	1	4
0-Ⅱc型	M	5	3
	SM1	3	5
	SM2	5	3
0-Ⅱc+Ⅱa型	M	0	0
	SM1	0	1
	SM2	1	2
0-Ⅱc+Ⅲ型	M	0	0
	SM1	0	0
	SM2	0	3
0-Ⅲ+Ⅱc型	M	0	0
	SM1	0	0
	SM2	0	1

0-Ⅱb型全部是M癌。

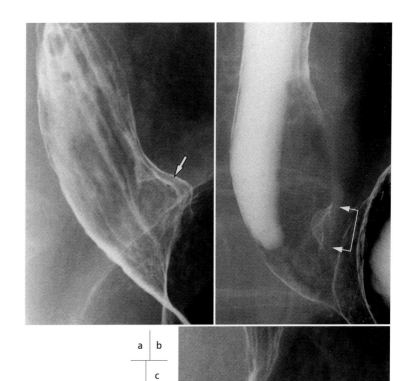

a | b
c

图1 ［病例1］

a～c X线造影像。

a 仰卧位第1斜位像。在食管下段见有隆起性病变（黄色箭头所指）。隆起的边缘不规则，在隆起的表面还见有淡淡的钡阴影斑，可诊断为上皮性肿瘤。

b 侧面像的拍摄比较困难，乍一看虽然像是扫查出黄色箭头所指部，但并不是真正的侧面像。

c 呼气时，在胃侧可以观察到隆起性病变（黄色箭头所指）。在隆起的表面伴有淡淡的钡阴影斑，提示表面的凹凸不规则。

病变，病变内部伴有阴影斑。当给予稍浓厚的钡流（**图2b**）时，隆起的高度增高，似乎能看到大小不同的结节集簇而成的病变，但在明显的口侧隆起的肛侧前壁侧也像是能看到有平缓的厚度。侧面像（**图2c**）是与**病例1**同样难以拍摄的部位，但如用红色箭头所示的那样，病变的一部分作为变形被拍摄出来。

内镜表现 在白光观察像（**图2d**）中，在病变的口侧见有挤压扁平上皮状的隆起性病

变。隆起的左侧看起来像是平缓的隆起。当喷洒靛胭脂色素（**图2e，f**）后，看清了在病变的肛侧伴有凹陷。

切除标本表现 显示切除后固定标本及其复原图（**图2g**）。为在肛侧伴有凹陷的0-Ⅰ+Ⅱc型病变，大半存在于食管侧。

组织病理学表现 显示**图2g**黄线部的微距像（**图2h**）和红线部的微距像（**图2i**）。在黄线部为浸润至SM2（630μm）的病变。

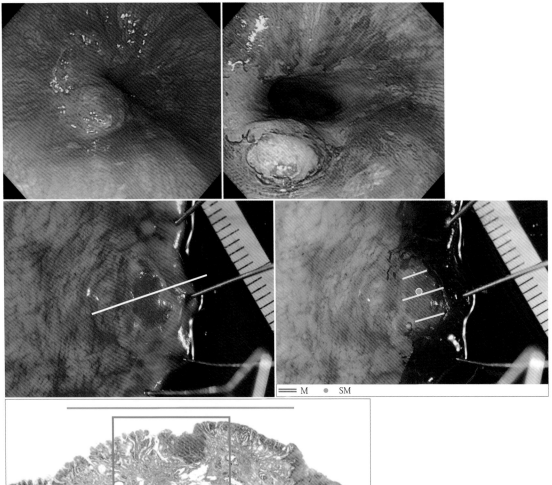

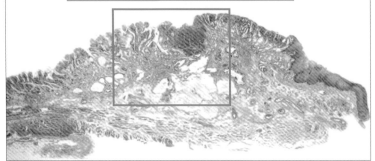

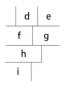

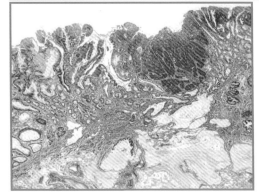

	d	e
	f	g
	h	
	i	

图1 ［病例1］

d 常规内镜像。见有与SCJ相连的发红的隆起性病变。在其周围未见明显的糜烂等食管炎及Barrett食管的表现。

e 碘染色后的内镜像。病变没有被碘染色。

f 新鲜切除标本。见有与SCJ相连的发红的隆起性病变。

g 新鲜切除标本的碘染色像及复原图。病变的大部分位于食管侧。

h 组织病理像（f的白线部微距像）。蓝线部表示病变的范围。

i h的绿框部放大像。

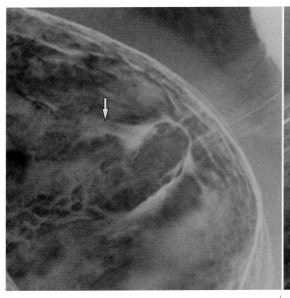
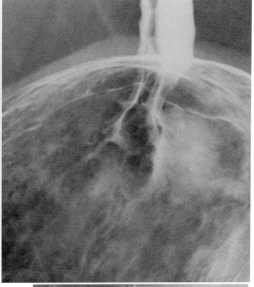
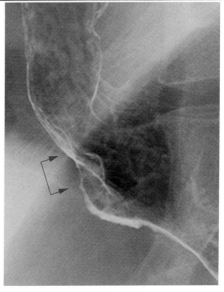

a	b
	c

图2 ［病例2］

a～c X线造影像。

a 右侧卧位像。在食管胃结合部小弯见有隆起性病变。在肛侧前壁侧具有平缓的厚度变化（黄色箭头所指）。

b 右侧卧位像。看起来像是大小不同的结节集合成簇的病变。肛侧前壁侧的厚度与a相同。

c 立位第1斜位像。病变的一部分作为侧面被扫查出来（红色箭头所指）。

［**病例3**］ 50多岁，男性。0-Ⅱa+Ⅱc型，48 cm×12 cm，tub1，SM2。

X线造影表现 在第2斜位像（**图3a**）中，在黄色箭头所示的范围内，见有周围伴颗粒状阴影的不规则形钡斑。在腹卧位像（**图3b**）中，在黄色箭头所示的部位拍摄出了SCJ。病变如红色箭头所示的那样拍摄出侧面变形。根据侧面变形诊断为SM深部浸润。

内镜表现 在白光观察像（**图3c**）中，见有像是与SCJ相连续的病变，在左壁侧见有略

明显的隆起，在后壁侧见有扩展的黏膜不规则，为0-Ⅱa+Ⅱc型病变。

切除标本表现 新鲜切除标本及其复原图如**图3d**所示。

组织病理学表现 显示**图3d**的白线部的微距像（**图3e**）。在白线部为浸润至SM2的病变。

［**病例4**］ 50多岁，男性。0-Ⅱc型，12 mm×10 mm，tub1+tub2，SM2（520μm）。

X线造影表现 通过精密X线造影检查，在腹卧位第1斜位像（**图4a**）中，见有像是

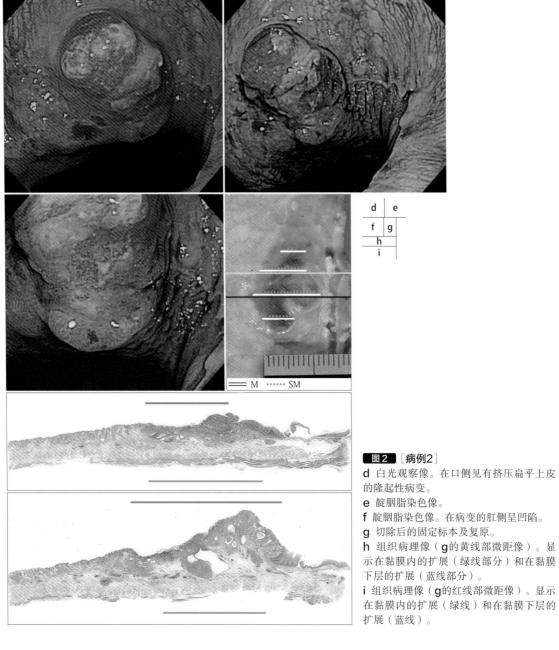

M ══════ SM ┈┈┈┈┈┈

图2 [病例2]

d 白光观察像。在口侧见有挤压扁平上皮的隆起性病变。

e 靛胭脂染色像。

f 靛胭脂染色像。在病变的肛侧呈凹陷。

g 切除后的固定标本及复原。

h 组织病理像（g的黄线部微距像）。显示在黏膜内的扩展（绿线部分）和在黏膜下层的扩展（蓝线部分）。

i 组织病理像（g的红线部微距像）。显示在黏膜内的扩展（绿线）和在黏膜下层的扩展（蓝线）。

与胃的皱襞相连续的淡淡的钡阴影斑。侧面像很难拍摄。

　　内镜表现　在白光观察像（**图4b**）中，见有像是与SCJ相连续的发红的凹陷性病变。在靛胭脂染色像（**图4c**）中，为边界清晰的0-Ⅱc型病变。当用窄带成像（narrow band imaging，NBI）放大观察（**图4d**）时，凹陷的内部由于糜烂的影响而难以详细观察。与本人商量后选择了内镜治疗。

　　切除标本表现　显示切除后固定标本（**图4e**）。

　　组织病理学表现　显示**图4e**的黑线部的微距像（**图4f**）和绿框部的放大像（**图4g**）。为部分浸润至SM2（520μm）的Barrett食管腺癌。

　　[**病例5**]　60多岁，男性。0-Ⅱc型，

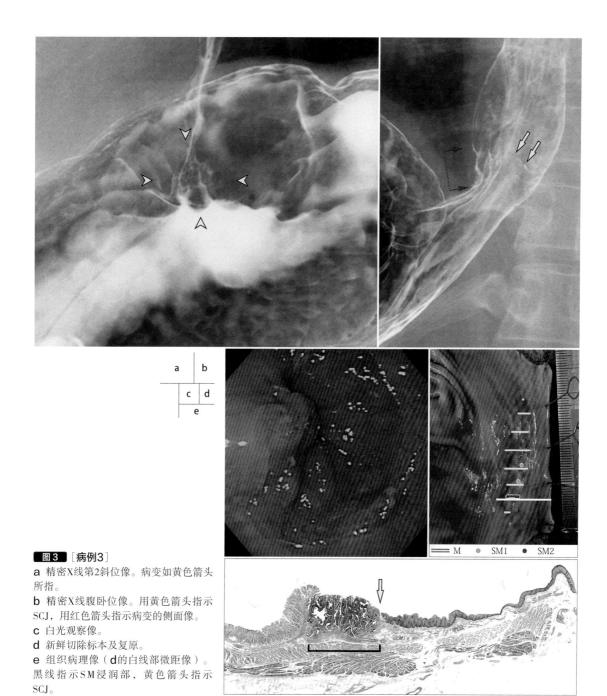

图3 ［病例3］

a 精密X线第2斜位像。病变如黄色箭头所指。

b 精密X线腹卧位像。用黄色箭头指示SCJ，用红色箭头指示病变的侧面像。

c 白光观察像。

d 新鲜切除标本及复原。

e 组织病理像（d的白线部微距像）。黑线指示SM浸润部，黄色箭头指示SCJ。

---

13 mm×10 mm，tub2＋por，SM2（960μm）。

  X线造影表现 通过精密X线造影检查，在第2斜位像（**图5a**）中，如黄色箭头所示，拍摄出线状的透亮带，提示SCJ。当流过稍浓厚的钡（**图5b**）时，SCJ的肛侧见有排拒钡的表现。当进一步通以少量空气（**图5c**）时，

在被红色箭头所包围的区域内见有排拒钡的表现；当与**图5b**比较时，在病变的口侧也见有排拒钡的表现，在扁平上皮区域也见有厚度增加的表现，认为是怀疑为扁平上皮下浸润的表现。通过侧面像（**图5d**）诊断为C型变形。

  内镜表现 在内镜像（**图5e,f**）中，在

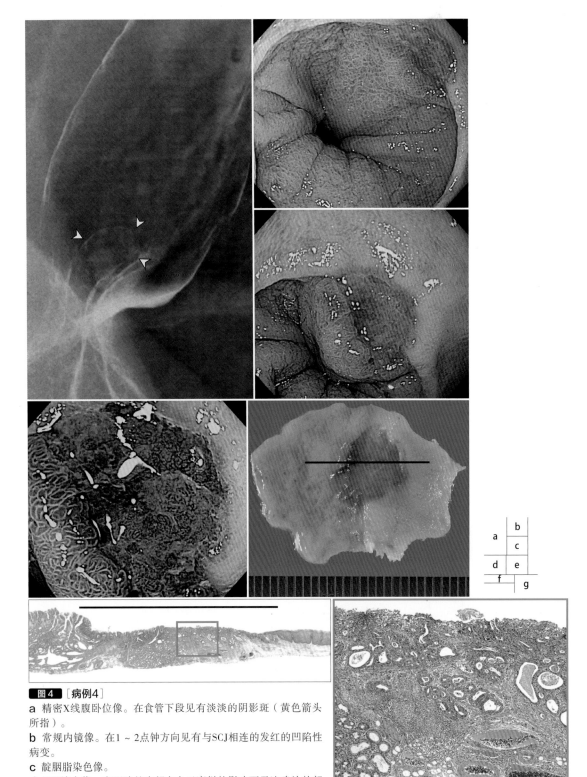

图4 ［病例4］

a 精密X线腹卧位像。在食管下段见有淡淡的阴影斑（黄色箭头所指）。

b 常规内镜像。在1～2点钟方向见有与SCJ相连的发红的凹陷性病变。

c 靛胭脂染色像。

d NBI放大像。在凹陷的内部有由于糜烂的影响而无法确认的部分。

e 切除后的固定标本。见有与SCJ相连的凹陷性病变。

f 组织病理像（e的黑线部微距像）。

g f的绿框部放大像。

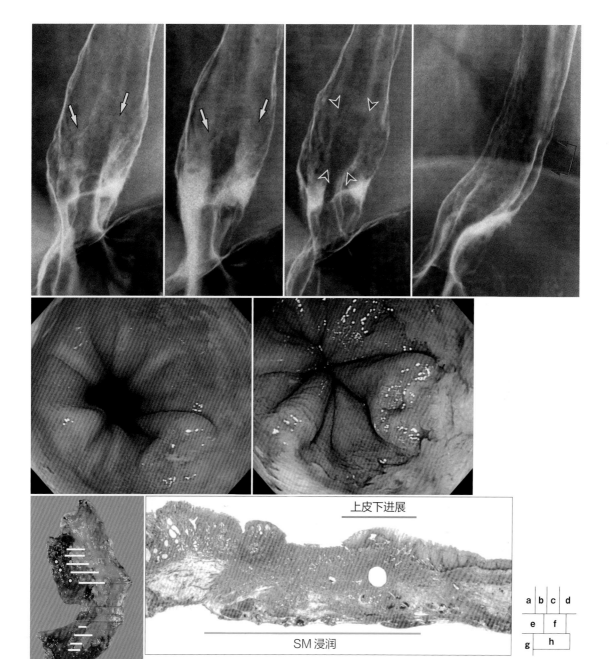

图5 ［病例5］

a～c 精密X线第2斜位像。

a 在黄色箭头所指处扫查出线状的透亮带。显示SCJ。

b 在钡流过时的摄影中见有排拒钡的表现。病变位于SCJ（黄色箭头所指）的肛侧，与SCJ相连。

c 通以少量空气时，在红色箭头所包围的区域可以观察到排拒表现，表示病变的厚度。在口侧，即扁平上皮侧也见有厚度的表现。

d 精密X线侧面像。侧面变形诊断为C型（红色箭头所指）。

e 常规内镜像。

f 靛胭脂染色像。

g 切除标本固定后及标测。

h 组织病理像（微距像）。

5 点钟方向见有像是与来自胃皱襞的口侧相连续的发红的凹陷性病变，是病变的口侧与扁平上皮相连续的病变。虽然怀疑是 SM 浸润，但根据本人的意愿施行了内镜黏膜下剥离术（endoscopic submucosal dissection，ESD）。

切除标本表现　切除后固定标本及其标测如**图 5g** 所示。

组织病理学表现（图 5h）　为见有上皮下进展及浸润至黏膜下层的浸润深度 SM2（960μm）的 Barrett 食管腺癌。

讨论

关于食管胃结合部病变的 X 线诊断，尤其是关于浸润深度诊断的报道很少。尽管随着造影剂和摄影装置的改进和进步，已经变得能够获得优质的图像，但认为该区域的摄影是难以充分发挥其效果的部位，受到了很大的影响。如在本文开头所述的那样，难以如希望的那样潴留钡或调整空气量，无法进行压迫摄影，都是相关报道较少的原因。另外，伴于吞咽、呼吸以及心跳的动作和抖动等使得拍摄更加困难。还有，反流性食管炎、食管裂孔疝、Barrett 食管的存在等不仅对摄影，对读片也造成了困难。这样，考虑到 X 线检查的弱点，关于对该区域病变的 X 线浸润深度诊断方面，在通过观察图像进行前瞻性诊断时，如果能发现肉眼分型和病变大小、浸润深度之间有相关性，则认为是浸润深度诊断的很有价值的线索。

首先，来看一下 0-Ⅰ型病变。[**病例 1**]是大小为 10 mm 的 0-Ⅰ型病变，是只有一部分浸润至 SM1（380μm）的病变。根据笔者等的研究，0-Ⅰ型在 20 mm 以内为 M~SM1，如果根据形态进行诊断的话，[**病例 1**]应为 M~SM1。

[**病例 2**]是 18 mm 的 0-Ⅱ+Ⅱc 型、SM2（630 μm）的病变。在 0-Ⅱa+Ⅱc 型和 0-Ⅱc+Ⅱa 型等复合形态中没有 M 癌，为深于 SM，因为该病例也是 0-Ⅰ+Ⅱc 型复合形态，认为是与 SM2 的诊断一致的病变。

关于[**病例 1、病例 2**]，虽然见有大小及浸润深度之间的相关性，通过拍摄出这些形态和读片就可能诊断，但在考虑以侧面变形为指标的浸润深度诊断时，在[**病例 1**]未能拍摄出侧面变形，在[**病例 2**]也难以判断最深部的侧面变形，大概就可以理解确切地表现食管胃结合部区域病变的侧面像是多么困难的事情了。

0-Ⅱa 型病变如果在 20 mm 以内为 M，即使是 20 mm 以上的大小也几乎都是 SM1 以内的病变，在此就不展示病例了。

其次是 0-Ⅱa+Ⅱc 型病变，如前所述，几乎都是 SM 浸润的病变。[**病例 3**]是 0-Ⅱa+Ⅱc 型的病变，虽然为疑似 SM 浸润的形态，但当从**图 3b** 来看时，由于伴有疝，病变的侧面像很可能拍摄出食管癌的侧面变形，所以 X 线的浸润深度诊断的意义很大。当进一步详细观察时，拍摄出 SCJ，可诊断为主体位于胃侧的病变。因为其周围黏膜上不伴有磨砂玻璃状的微小颗粒状阴影，无法指出明显的 Barrett 食管的存在。与[**病例 1、病例 2**]不同，在伴有疝的情况下，在食管侧可以拍摄出侧面变形的病变，可能进行浸润深度的诊断。

最后是 0-Ⅱc 型病变，未见病变大小与浸润深度之间有相关性，为如何进行浸润深度诊断非常重要的肉眼形态。[**病例 4**]虽然是 SM2 病变，但由于浸润量少，未能清晰地拍摄出正面像，至于侧面像也是摄影困难。在能够确认正面像后拍摄侧面像时，虽然是在不使管球上下移动而变换体位的同时进行拍摄，但由于呼吸和空气量的不同而发生病变的错位，因此在小病变、凹凸轻微的病变、深部浸润量少的病变多数情况下难以拍摄侧面像。[**病例 5**]是 0-Ⅱc 型 Barrett 食管腺癌病例，通过 X 线拍摄出 SCJ 而能够捕捉到 Barrett 食管的存在、肉眼形态、侧面变形以及病变的厚度，因此能够进行浸润深度诊断，但无法诊断上皮下进展范围。伴于 SM 浸润的厚度有时可以通过黏膜下肿瘤（submucosal tumor，SMT）样的平缓的厚度表现，若能拍摄到病变部位的侧面变形，浸润深度诊断的正诊率会进一步提高。根据厚度进行的 SM 浸润的诊断，准确掌握病变的立体形状是很重要的。对于伴有上方发育性隆起的病变，难以根据厚度进行浸润深度诊断。[**病例5**]那样的平缓的厚度虽然是疑为伴有 SM 浸润的厚度，但在有[**病例2**]那样高度的病变，由于眼睛到达**图2i**口侧那样高度的部位，还需要注意无法捕捉到**图2h** 的口侧那样的伴于 SM 浸润的平缓的厚度。怀疑形成挤压扁平上皮样隆起的病变在黏膜固有层的附近有肿瘤的增殖，在平缓抬高上皮样隆起的情况下，认为通过 X 线准确地拍摄出疑为 SM 浸润的信息，会反映出厚度的表现。在像 0- Ⅱ c 型这样的凹陷性病变的情况下，则要求详细地拍摄出具有病变整体的平缓的厚度，以及在凹陷内部具有 SMT 样凹陷内隆起的病变。

结语

　　本文就通过 X 线对食管胃结合部腺癌进行浸润深度诊断这一问题，采用实际病例进行了阐述。由于在实际临床中的影像学诊断是以前瞻性诊断为前提，若肉眼形态及病变大小与浸润深度之间有相关性的话，需要事先了解其相关性；若无相关性的话，有必要了解根据什么进行浸润深度诊断，推测 X 线造影表现和立体形状、组织学构成，以获得诊断。虽然也受到 X 线造影表现多大程度能被拍摄出来的影响，但不管怎么说，由于是根据推测进行的诊断，有局限性也是没办法。要尽可能忠实地表现病变的形态，努力运用多角度捕捉的摄影进行表现，有必要与以往一样，通过与组织病理学表现进行对比努力提高诊断精度。

参考文献
[1]日本食道学会（编）. 临床・病理食道癌取扱い规约，第11版. 金原出版，2015.
[2]小山恒男. 表在型食道胃接合部癌の取り扱い. 胃と腸 52: 289-291, 2017.
[3]高橋宏明，石原立，小平純一，他. 食道胃接合部腺癌のリンパ節転移頻度と特徴—多施設共同研究の結果から. 胃と腸 52: 319-328, 2017.
[4]竹内学，石原立，小山恒男，他. Barrett食道癌のリンパ節転移頻度と特徴. 胃と腸 52: 329-338, 2017.
[5]小田丈二，入口陽介，水谷勝，他. 食道胃接合部腺癌のX線診断—早期癌形態を呈した病変の臨床病理学的特徴. 胃と腸 44: 1128-1143, 2009.
[6]細井董三，入口陽介，大浦通久，他. 食道癌の深達度診断—二重造影像からみた深達度診断. 胃と腸 36: 283-294, 2001.
[7]小田丈二，入口陽介，水谷勝，他. 食道表在癌のX線学的深達度診断—X線造影像にみられる側面変形による深達度亜分類診断の試み. 胃と腸 45: 1451-1466, 2010.
[8]細井董三，西澤護，野本一夫，他. 陥凹型早期胃癌癌の深達度診断—部位によるX線診断の問題点. 胃と腸 22: 185-197, 1987.
[9]杉野吉則，中村祐二朗，和田則仁，他. 早期胃癌の画像診断—深達度診断のための精密検査（1）X線検査. 胃と腸 44: 593-607, 2009.
[10]島岡俊治，松田彰郎，仁王辰幸，他. 食道胃接合部腺癌のX線診断—存在診断，深達度診断，食道浸潤診断. 胃と腸 44: 1111-1126, 2009.
[11]馬場保昌. 胃癌のX線深達度診断の指標.「胃と腸」編集委員会（編）. 胃と腸ハンドブック. 医学書院，pp 154-165, 1992.
[12]小田丈二，入口陽介，水谷勝，他. 表在型Barrett食道癌のX線診断. 胃と腸 51: 1283-1298, 2016.
[13]小野陽一郎，長浜孝，八尾建史，他. 食道胃接合部腺癌のX線診断—X線造影検査の診断能と限界について. 胃と腸 50: 1129-1140, 2015.
[14]入口陽介，小田丈二，水谷勝，他. 早期胃癌の診断の基本—X線診断. 胃と腸 53: 586-596, 2018.

Summary

Radiological Diagnosis of the Depth of Invasion of Adenocarcinoma of the Esophagogastric Junction

Johji Oda[1], Yousuke Iriguchi, Masaru Mizutani[2], Yasuhiro Tomino[1], Tetsurou Yamazato[2], Nobukazu Yorimitsu[1], Takayoshi Sonoda[3], Daisuke Kishi[1], Takayoshi Shimizu, Akiko Nakagawara, Makiko Hashimoto, Akiko Urabe, Akihiko Yamamura[4], Touzou Hosoi[1]

We reviewed the X-ray images of 74 patients with adenocarcinoma of the esophagogastric junction at our center and examined the radiological diagnosis of the depth of invasion. When considering the macroscopic type, it is important to represent the shape of the lesion because there are macroscopic morphologies that correlate with the size and depth of invasion. However, type 0-IIc is a macroscopic morphology that does not correlate with the size and depth of invasion ; therefore, the radiological diagnosis of the depth of invasion was challenging when the thickness and lateral deformity could not be determined.

[1]Department of Gastroenterology, Tokyo Metropolitan Cancer Detection Center, Tokyo.
[2]Department of Gastroenterology, Ebara Hospital, Tokyo.
[3]Department of Gastroenterology, Kumamoto University Hospital, Kumamoto, Japan.
[4]Department of Pathology, Tokyo Metropolitan Cancer Detection Center, Tokyo.

食管胃结合部腺癌的浸润深度诊断

——从内镜检查的角度

松枝 克典 [1]

石原 立

樱井 裕久

金坂 卓

七条 智圣

前川 聪

山本 幸子

竹内 洋司

东野 晃治

上堂 文也

道田 知树

北村 昌纪 [2]

摘要●常规内镜检查的食管胃结合部腺癌的浸润深度诊断是决定治疗方针的重要因素。对于存在于距食管胃结合部胃侧2 cm以内的接合部胃癌的浸润深度诊断，病变的颜色改变、混合型的形态、SMT样隆起是很重要的。在笔者等的研究中，正常色/褪色病变的96%是M～SM1癌，而呈混合型病变的60%是SM2癌，呈SMT样隆起病变的86%是SM2癌。对于存在于距食管胃结合部食管侧2 cm以内的接合部胃癌的浸润深度诊断，浅表隆起型（0-Ⅰ）形态和SMT样隆起很重要。表面型（0-Ⅱ）的94%是M～SM1癌，而呈SMT样隆起病变的67%是SM2癌。

关键词　食管胃结合部腺癌　内镜诊断　浸润深度诊断　接合部食管腺癌　接合部胃癌

[1] 大阪国际がんセンター消化管内科　〒541-8567 大阪市中央区大手前3丁目1-69　E-mail：rge43gs@yahoo.co.jp
[2] 同　病理・細胞診断科

前言

近年来在欧美，Barrett食管腺癌、食管胃结合部腺癌的发病率在增加。到目前为止，尽管在日本未见像欧美国家那样的发病率增加，但随着在年轻人幽门螺杆菌（*Helicobacter pylori*）感染率的降低以及胃食管反流病的增加，担心今后食管胃结合部腺癌的发病率将会增加。

消化道癌因其壁浸润深度的不同而转移的概率有所不同，由于壁浸润深度越深淋巴结转移的概率越大，因此浸润深度诊断对决定其治疗方针非常重要。食管胃结合部腺癌包括胃贲门癌和食管腺癌（主要是发生于Barrett上皮的Barrett食管腺癌），但是关于对它们的浸润深度诊断的报道很少。本文就浅表型食管胃结合部腺癌的浸润深度诊断问题，概述了大阪国际癌症中心（以下记作"本院"）的研究和已有报道。

食管胃结合部腺癌的浸润深度诊断（本院的研究）

由于通过常规内镜检查一般很难准确地鉴别M和SM1，因此在本研究中将其分为M/SM1（以下记作"M～SM1癌"）和SM2（≥500 μM，以下记作"SM2癌"）两组探讨了临床表现和病理学浸润深度之间的关系。另外，日本对食管腺癌的多中心回顾性研究的结果为：如果没有脉管侵袭、深于DMM的未分化癌成分、病变径＞30 mm等风险因素的话，若浸润深度在SM 500 μm以内，则无转移的病例。据此将食管腺癌的SM1定义为SM＜500 μm，

表1 接合部胃癌的内镜表现与病理学浸润深度的关系（$n = 149$）

	M～SM1癌（$n=121$）	SM2癌（$n=28$）	P值
中位瘤径（范围）	15（4～80）mm	24（8～88）mm	0.010
病变颜色			0.0016
发红	75（74%）	26（26%）	
正常色/褪色	46（96%）	2（4%）	
肉眼分型			<0.001
浅表隆起型（0-Ⅰ）	21（84%）	4（16%）	
表面型（0-Ⅱ）	90（91%）	9（9%）	
混合型	10（40%）	15（60%）	
SMT样隆起			<0.001
有	2（14%）	12（86%）	
无	119（88%）	16（12%）	

SM2定义为SM ≥ 500μm。根据《胃癌治疗指南（第5版）》，对胃贲门癌也同样定义了SM1和SM2。

1. 结合部胃癌的研究（研究①）

以在本院过去15年间施行过内镜切除的接合部胃癌为对象，进行了浸润深度研究。根据《食管癌处置规则（第11版）》，将食管胃结合部上下2 cm的部位作为食管胃结合部区域；在食管胃结合部区域中，将在结合部下方2 cm以内具有中心的癌作为结合部胃癌。另外，以浸润深度在黏膜下层深部以内［深于T2（MP）的病变除外］的病例为研究对象。内镜下食管胃结合部的定义为：胃黏膜皱襞的口侧末端和内镜下走行于食管下段的纵行血管的下部末端。癌的浸润深度大致分为前述的M～SM1癌和SM2癌，对病变的大小、颜色、肉眼分型等内镜表现和病理学浸润深度之间的关系进行了研究。

颜色方面，病变与周围黏膜相比如果较红，则为发红；除此之外均为正常色或褪色。肉眼分型根据《食管癌处置规则（第11版）》，分为浅表隆起型（0-Ⅰ）、表面型（0-Ⅱ）和浅表凹陷型（0-Ⅲ），进一步作为肉眼分型亚型，分为浅表隆起型（0-Ⅰ）、表面型（0-Ⅱ）和混合型（几种基本型混在一起的病

变）3类进行了研究。但是，伴有浅表隆起型的混合型被分类为浅表隆起型（0-Ⅰ）。将在凹陷内伴有小隆起的病变，或者0-Ⅱc型部分比0-Ⅱa型面积大的病变定义为"0-Ⅱc+Ⅱa型"。另一方面，将边缘隆起几乎是全周性的病变，或者0-Ⅱa型部分比0-Ⅱc型部分面积大的病变定义为"0-Ⅱa+Ⅱc型"。另外，还就溃疡的有无、病变边缘的黏膜下肿瘤（submucosal tumor，SMT）样隆起的有无、凹陷内隆起的有无、病变表面不规则的有无等项目，分析了与病理学浸润深度之间的关系。

研究对象接合部胃癌为149例。中位年龄为73（46～88）岁，性别比（男：女）为125：24，M～SM1癌为121例，SM2癌为28例。SM2癌的病变径明显大［M～SM1癌：中位数15（4～80）mm vs SM2癌：中位瘤径24（8～88）mm］，并且混合型肉眼分型的SM2癌明显多。此外，病变颜色、SMT样隆起作为SM2癌的特征性表现被提取出来（**表1**）。

由于发红病变的26%是SM2癌，而正常色/褪色病变的96%是M～SM1癌，因此认为正常色/褪色是强烈提示M～SM1癌的表现。病变形态方面，呈混合型病变的60%是SM2癌，明显高于浅表隆起型的16%和表面型的9%。即便在混合型中，0-Ⅱc+Ⅱa型的4例也全部

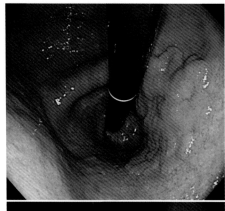
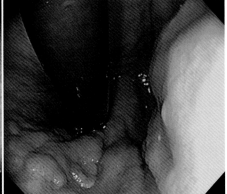
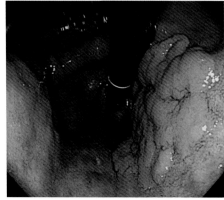

a	b
c

图1 [**病例1**]褪色病变，浸润深度M。
a 常规内镜像。在贲门部小弯后壁见有40 mm大小、褪色的扁平隆起性病变（0-Ⅱa型病变）。
b 常规内镜像。在脱气过程中，病变保持着空气变形。
c 靛胭脂染色像。病变边界清晰，呈扁平隆起集合成簇样的形态。

为SM2癌，认为是强烈提示SM2癌的表现。呈SMT样隆起病变的86%是SM2癌，认为SMT样隆起是强烈提示SM2癌的表现。由于呈SMT样隆起的肉眼分型多为0-Ⅱc型和0-Ⅱa+Ⅱc型等伴有凹陷部的病变，因此在伴有凹陷部的病变，仔细观察是否有SMT样隆起和病变的抬高是很重要的。

[**病例1**] 褪色病变。70多岁，女性。

在靠近贲门部小弯后壁见有40 mm大小的扁平隆起性病变（0-Ⅱa型）（**图1**）。颜色为褪色。诊断为浸润深度M，施行了内镜黏膜下剥离术（endoscopic submucosal dissection，ESD）。最终诊断为：肉眼分型0-Ⅱa，大小46 mm×25 mm，组织学分型为高分化腺癌（well differentiated adenocarcinoma），浸润深度pT1a（M），Ly0，V0，pHM0，pVM0。

[**病例2**] 0-Ⅱc+Ⅱa型病变。70多岁，男性。

在贲门部小弯见有8 mm大小的病变（**图2a**）。颜色为发红，凹陷内的中心隆起，呈0-Ⅱc+Ⅱa型（混合型）（**图2b**）。虽然施行了ESD，但最终诊断为：大小8 mm×7 mm，组织学分型为中分化腺癌（moderately differentiated adenocarcinoma），浸润深度pT1b2（SM2），Ly1，V1，pHM0，pVM0（**图2c，d**）。

[**病例3**] SMT样隆起病变，浸润深度SM2。70多岁，女性。

在贲门部小弯后壁见有20 mm大小的0-Ⅱa+Ⅱc型病变（**图3a**）。虽然颜色为发红，但当初判断无提示SM2癌的表现（**图3c**），施行了ESD。最终诊断为：肉眼分型0-Ⅱc，大小40 mm×30 mm，组织学分型为高分化腺癌（well differentiated adenocarcinoma），浸润深度pT1b2（SM2），Ly0，V0，pHM0，pVM0（**图3d，e**）。当回顾性观察内镜图像时，病变肛侧的边缘呈SMT样隆起（**图3b**），不漏

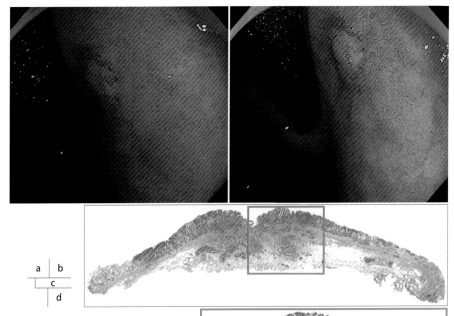

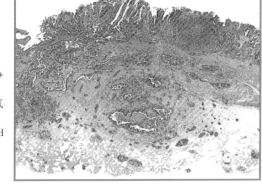

图2 [病例2] 0-Ⅱc+Ⅱa型病变，浸润深度SM2。
a 常规内镜像。在贲门部小弯见有8 mm大小、发红的0-Ⅱc+Ⅱa型病变。
b 靛胭脂染色像。呈凹陷内中心隆起的凹陷内隆起形态，送气时伸展性稍显不良。
c 组织病理像。中分化腺癌（moderately differentiated adenocarcinoma），浸润深度pT1b2（SM2），Ly1，V1，pHM0，pVM0。
d c的绿框部放大像。黏膜肌层断裂，见有黏膜下层浸润。

掉这一表现对于诊断 SM2 癌非常重要。

2. 结合部食管腺癌的研究（研究②）

与研究①相同，进行了仅以内镜切除病例为对象的研究，但未能发现鉴别 M ~ SM1 癌和 SM2 癌的表现。因此，以过去 15 年间施行过内镜切除或外科切除的食管胃结合部区域的食管腺癌为对象，就内镜表现和病理学浸润深度之间的关系进行了研究。在此研究 2 中，将在结合部上方 2 cm 以内具有中心的癌作为结合部食管腺癌。

发现结合部食管腺癌 91 例，中位年龄为 68（46 ~ 88）岁，性别比（男：女）为 79：12，M ~ SM1 癌为 73 例，SM2 癌为 18 例。SM2 癌的病变径明显大于 M ~ SM1 癌［M ~

SM1 癌：中位瘤径 15（2 ~ 78）mm vs SM2 癌：中位瘤径 28.5（11 ~ 46）mm］。肉眼分型方面，表面隆起型和混合型的 SM2 癌比表面型多。另外，SMT 样隆起作为 SM2 癌的特征性表现被提取出来（**表 2**）。

表面型的 94% 是 M ~ SM1 癌，认为表面型是强烈提示 M ~ SM1 癌的表现。另外，呈 SMT 样隆起病变的 67% 是 SM2 癌，认为 SMT 样隆起是提示 SM2 癌的表现。病变颜色和浸润深度之间未见相关性。

[病例 4] 0-Ⅰ型病变，浸润深度 SM2。80 多岁，女性。

在食管胃结合部 4 点方向见有 10 mm 大小的表面隆起型病变（**图 4a**）。颜色为正常色，

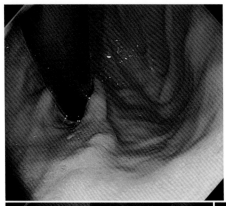

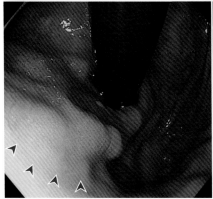

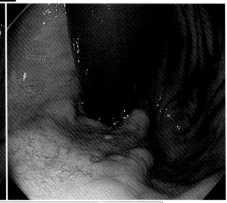

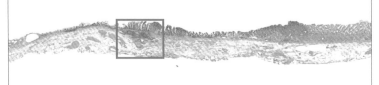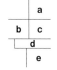

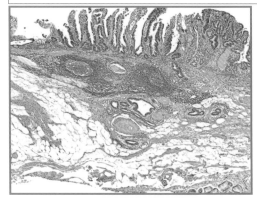

图3 ［**病例3**］SMT样隆起病变，浸润深度SM2。

a 常规内镜像。在贲门部小弯后壁见有20 mm大小的0-Ⅱa+Ⅱc型病变。

b 常规内镜像。在病变的肛侧，红色箭头部指示SMT样的隆起。

c 靛胭脂染色像。在凹陷内未见凹凸不规则。

d 组织病理像。高分化腺癌（well differentiated adenocarcinoma），浸润深度pT1b2（SM2），Ly0，V0，pHM0，pVM0。

e d的绿框部放大像。黏膜肌层断裂，见有黏膜下层浸润。

表2 结合部食管腺癌的内镜表现与病理学浸润深度的关系（n = 91）

	M～SM1癌（n = 73）	SM2癌（n = 18）	p值
中位瘤径（范围）	15（2～78）mm	28.5（11～46）mm	<0.001
病变颜色			0.15
发红	53（77%）	16（23%）	
正常色/褪色	20（91%）	2（9%）	
肉眼分型			<0.001
浅表隆起型（0-Ⅰ）	14（56%）	11（44%）	
表面型（0-Ⅱ）	51（94%）	3（6%）	
混合型	8（67%）	4（33%）	
SMT样隆起			<0.001
有	3（33%）	6（67%）	
无	70（85%）	12（15%）	

隆起呈广基性且SMT样抬高（**图4b，c**），诊断为SM2癌，施行了贲门侧胃切除。组织学上为浸润至黏膜下层深部的高分化～低分化型腺癌，在肿瘤深部伴有乳头状腺癌成分。最终诊断为：肉眼分型0-Ⅰ，大小19 mm×10 mm，组织学分型为高分化～低分化型腺癌（well to poorly differentiated adenocarcinoma），浸润深度pT1b2（SM2），Ly0，V0，pPM0，pDM0（**图4d，e**）。

食管胃结合部腺癌的浸润深度诊断（已有报道）

1. 常规内镜诊断

Oda等以73例Siewert分类Ⅱ型的食管胃结合部腺癌为对象，通过重新回放常规内镜图像，进行了M～SM1癌和SM2癌的比较研究。结果为SM2癌明显病变大，发红的病变多，与笔者等对接合部胃癌的研究结果相同。另外，报道显示，浅表隆起型和混合型与表面型相比，SM2癌显著性增多。本院的研究①、②也得出了基本相同的结果。还有，在浅表隆起型的分析中，没有蒂部的情况下SM2癌多，但在本研究中，即便是广基性的0-Ⅰs型也包含61%的M～SM1癌，为稍微不同的结果。另外，据报道，作为其他的表现，表面分叶沟/黏膜花纹消失的表现、病变内隆起表现、边缘隆起表现、病变内的SMT样增厚表现、明显发红表现在SM2癌明显增多。

2. 图像增强内镜诊断

吉泽等报道，在Barrett食管癌的窄带成像（narrow band imaging，NBI）联合放大内镜观察中，将在黏膜最表层见有具毛细血管2倍以上管径扩张的不规则性血管规定为管径变化（caliber variation，CV），分析CV的出现和浸润深度之间的关系的结果，CV阳性在M～SM1癌为20%，在SM2癌为83%，在SM2癌明显增多，CV的阳性预测率为71%，也比较高。

在笔者等经治的结合部食管腺癌病例，当回放影像增强图像时发现，在约70%的SM2癌病例见有疑为CV的不规则性扩张血管。[**病例5**]虽然在常规内镜检查中是疑为M～SM1癌的病变（**图5**），但当回顾性回放NBI放大像时，可以鉴定CV（**图5**）。即使在常规观察中没有发现提示SM2癌的表现的情况下，通过利用影像增强图像评估CV的有无，也有可能使浸润深度诊断的精度提高。另一方面，关于CV的定义之一的黏膜最表层的血管，有时会犹豫是最表层的血管还是深部的血管，认为有必要对CV表现的客观性进行进一步的评估。

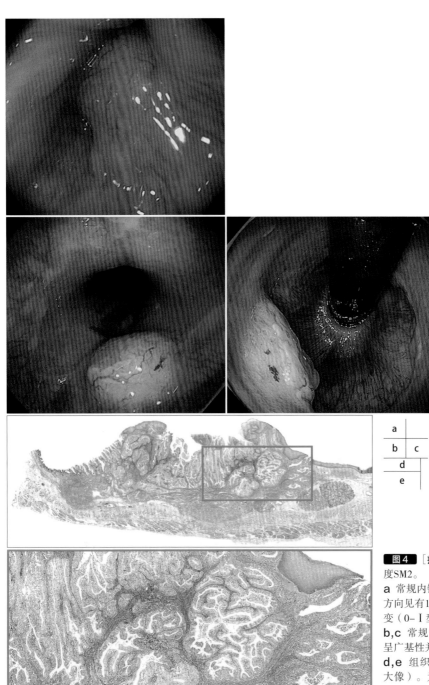

a	
b	c
d	
e	

图4 ［**病例4**］0-Ⅰ型病变，浸润深度SM2。

a 常规内镜像。在食管胃结合部的4点方向见有10 mm大小的正常色隆起性病变（0-Ⅰ型）。

b,c 常规内镜像。表面规则，但隆起呈广基性并SMT样抬高。

d,e 组织病理像（**e**是**d**的绿框部放大像）。为浸润于黏膜下层深部的高分化～低分化型腺癌，在肿瘤的深部伴有乳头状腺癌成分。最终诊断为：高分化～低分化型腺癌（well to poorly differentiated adenocarcinoma），浸润深度pT1b2（SM2），Ly0，V0，pPM0，pDM0。

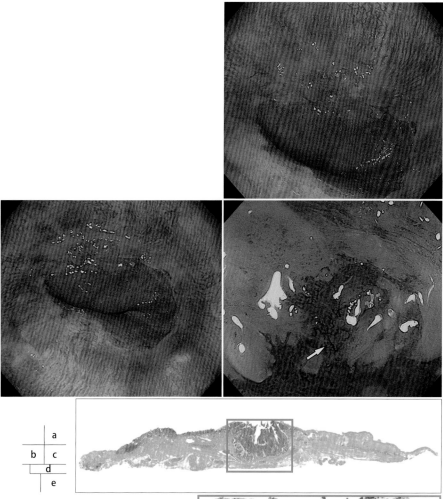

图5 [病例5]浸润深度SM2病变。

a 常规内镜像。在食管胃结合部的12点方向见有10 mm大小的正常色凹陷性病变（0-Ⅱc型），通过送气所引起的病变伸展良好。

b 靛胭脂染色像。边界清晰，表面结构略粗糙，但在凹陷内未见明显的隆起和深凹陷等。

c NBI放大像。在黄色箭头所指处见有CV。

d 组织病理像。高分化腺癌（well differentiated adenocarcinoma），浸润深度pT1b2（SM2），Ly0，V0，pPM0，pDM0。

e d的绿框部放大像。黏膜肌层断裂，见有黏膜下层浸润。

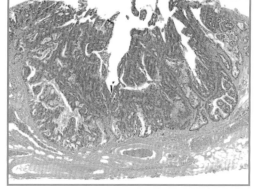

结语

　　结合部食管腺癌和结合部胃癌虽然都是发生于邻近部位的癌，但在衡量浸润深度指标的内镜表现上可以观察到若干的不同。在结合部胃癌，正常色/褪色病变的96%是M～SM1癌，可见病变颜色与浸润深度相关；但在结合部食管腺癌，正常色/褪色病变中的M～SM1癌为91%，稍微少一些，未见病变颜色与浸润深度之间有相关性。考虑这种差异的原因可能是，在结合部食管腺癌，由于胃酸反流的影响，即使是M～SM1癌也会引起发红。关于形态方面，结合部胃癌的SM2癌的特征性表现是混合型，而结合部食管腺癌是浅表隆起型。考虑两者的差异可能与食管壁和胃壁的结构不同、食管和胃的观察条件不同、受食管胃反流的影响不同等有关。根据笔者等的研究结果，在进行结合部癌的浸润深度诊断时，首先需要判定病变部位是食管内还是胃内，根据不同部位，以相关于结合部食管腺癌或结合部胃癌浸润深度的表现为依据进行诊断。

如上所述，虽然术前的浸润深度诊断对决定治疗方针很重要，但据报道结合部癌的浸润深度诊断精度与食管癌和胃癌相比较低。因此，如果固执于浸润深度诊断结果而决定治疗方针的话，就有对可以通过内镜切除治愈的病变施行外科切除等给患者带来不利影响的危险性。当认为浸润深度诊断精度不够时，在对M～SM1癌和SM2癌的浸润深度诊断犹豫不决时，首先施行微创的内镜切除，在确认组织病理学表现的基础上决定之后的治疗方针，这一点也非常重要。

参考文献

[1]Buas MF, Vaughan TL. Epidemiology and risk factors for gastroesophageal junction tumors: understanding the rising incidence of this disease. Semin Radiat Oncol 23: 3–9, 2013.

[2]Parfitt JR, Miladinovic Z, Driman DK. Increasing incidence of adenocarcinoma of the gastroesophageal junction and distal stomach in Canada—an epidemiological study from 1964–2002. Can J Gastroenterol 20: 271–276, 2006.

[3]Siegel R, Naishadham D, Jemal A. Cancer statistics, 2013. CA Cancer J Clin 63: 11–30, 2013.

[4]Kusano C, Gotoda T, Khor CJ, et al. Changing trends in the proportion of adenocarcinoma of the esophagogastric junction in a large tertiary referral center in Japan. J Gastroenterol Hepatol 23: 1662–1665, 2008.

[5]山田真善，九嶋亮治，小田一郎，他．Barrett食道癌と食道・胃接合部癌の時代的変遷とH. pylori感染．胃と腸 46: 1737–1749, 2011.

[6]Ishihara R, Oyama T, Abe S, et al. Risk of metastasis in

adenocarcinoma of the esophagus: a multicenter retrospective study in a Japanese population. J Gastroenterol 52: 800–808, 2017.

[7]日本胃癌学会（編）．胃癌治療ガイドライン，第5版．金原出版，2018.

[8]日本食道学会（編）．臨床・病理—食道癌取扱い規約，第11版．金原出版，2015.

[9]Oda I, Abe S, Kusano C, et al. Correlation between endoscopic macroscopic type and invasion depth for early esophagogastric junction adenocarcinomas. Gastric Cancer 14: 22–27, 2011.

[10]高橋亜紀子，小山恒男，久保俊之，他．表在型Barrett食道腺癌の深達度診断—現状と限界．消内視鏡 26: 549–554, 2014.

[11]小田一郎，草野央，阿部清一郎，他．食道胃接合部腺癌の内視鏡診断—通常内視鏡の立場から．胃と腸 44: 1155–1162, 2009.

[12]吉澤奈津子，藤崎順子，大前雅実，他．表在型Barrett食道癌の深達度診断について—CV（caliber variation）の所見はSM癌の診断に有用か．Ther Res 34: 596–600, 2013.

Summary

Diagnosis of Invasion Depth of Early Esophagogastric Junction Adenocarcinoma

Katsunori Matsueda[1], Ryu Ishihara,
Hirohisa Sakurai, Takashi Kanesaka,
Satoki Shichijo, Akira Maekawa,
Sachiko Yamamoto, Yoji Takeuchi,
Koji Higashino, Noriya Uedo,
Tomoki Michida, Masanori Kitamura[2]

Cancer invasion depth of EGJ（esophagogastric junction）adenocarcinoma is an important factor in determining the treatment strategy. Color change, mixed-type morphology, and SMT-like marginal elevation are important for diagnosing the depth of invasion of gastric cancer located within 2cm below the EGJ. In our study, approximately 96% of the isochromatic/pale lesions were M-SM1 cancers, 60% of the mixed-type lesions were SM2 cancers, and 86% of the lesions with SMT-like marginal elevation were SM2 cancers. On the other hand, protruded-type morphology（0-I）and SMT-like marginal elevation are important for diagnosing the depth of invasion of esophageal cancer located within 2cm above the EGJ. Approximately 94% of the lesions with superficial-type morphology（0-II）were M-SM1 cancers, while 67% of the lesions with SMT-like marginal elevation were SM2 cancers.

[1]Department of Gastrointestinal Oncology, Osaka International Cancer Institute, Osaka, Japan.

[2]Department of Pathology, Osaka International Cancer Institute, Osaka, Japan.

食管胃结合部腺癌的浸润深度诊断

——从超声内镜检查的角度

谷本 泉 [1]

吉永 繁高

高丸 博之

河村 玲央奈

阿部 清一郎

野中 哲

铃木 晴久

小田 一郎

齐藤 丰

吉川 贵己 [2]

大幸 宏幸 [3]

关根 茂树 [4]

摘要●为了研究通过EUS对食管胃结合部腺癌的浸润深度诊断的有效性，以在常规内镜检查中疑为黏膜下层浸润，为了进行浸润深度诊断而施行了EUS，结果为食管胃结合部腺癌（Siewert分类Ⅱ型）的83例为对象，评估了SM2浸润（> 500 μm）诊断的精度。在SM2浸润的诊断上，EUS的灵敏度为85.0%，比常规内镜高；特异性为60.5%，正诊率为72.3%。另外，在EUS的浸润深度诊断上，0-Ⅱc型、有病理学溃疡是有显著性意义的过深读数因素。对于浸润深度诊断困难的食管胃结合部腺癌，认为EUS是有效的，最好是结合常规内镜和EUS进行综合性诊断。

关键词 食管胃结合部腺癌　浸润深度诊断　超声内镜检查（EUS）食管胃结合部（EGJ）

[1] 国立がん研究センター中央病院内視鏡科　〒104-0045 東京都中央区築地5丁目1-1
[2] 同　胃外科
[3] 同　食道外科
[4] 同　病理科

前言

在《食管癌处置规则》中，以食管胃结合部（esophagogastric junction，EGJ）上下2 cm的部位为EGJ区域，将"癌瘤的中心位于EGJ上下2 cm以内的病变定义为食管胃结合部癌"。一般认为，在发生于此处的结合部腺癌中，存在有主体位于以幽门螺杆菌（*Helicobacter pylori*）感染引起的胃炎为背景的胃的癌，以及主体位于以食管胃反流病为背景的食管的癌。可以预计，由于幽门螺杆菌感染率的降低以及饮食生活习惯的欧美化，今后后者即以食管胃反流病为背景的结合部腺癌将会增加。

由于消化道癌的淋巴结转移概率与癌的浸润深度高度相关，术前的浸润深度诊断在决定治疗方针上非常重要。但是，食管胃结合部腺癌的浸润深度诊断与非接合部区域的食管癌和胃癌相比有较难的趋势，一般认为有必要结合常规内镜检查、色素内镜检查、超声内镜检查（endoscopic ultrasonography，EUS）等多种方法进行综合性诊断。本文主要就通过EUS进行食管胃结合部腺癌浸润深度诊断的有效性问题，以本院的研究为中心进行阐述。

对象和方法

2008年4月至2019年4月间在本院被诊断为食管胃结合部腺癌的256例中，以在常规内镜检查中疑似黏膜下层（submucosa，SM）浸润，为了浸润深度诊断而施行了EUS的85例为研究对象。本研究以在病理学上被诊断为

表1 在本院施行了EUS的食管胃结合部腺癌的临床特征（n = 83）	
性别（男：女）	76：7
中位年龄（范围）	68（40~88）岁
病变部位	
前壁	16
后壁	19
小弯	42
大弯	6
主要的肉眼分型	
0-Ⅰ	16
0-Ⅱa	30
0-Ⅱb	0
0-Ⅱc	37
0-Ⅲ	0
内镜下溃疡	
有	11
无	72

表2 在本院施行了EUS的食管胃结合部腺癌的病理学特征（n = 83）	
中位瘤径（范围）	20（4~55）mm
病理学性溃疡	
有	5
无	78
Barrett食管	
有	11
无	72
主要的组织分型	
分化型	78
未分化型	5
浸润深度	
M	26
SM1（≤500 μm）	17
SM2（>500 μm）	33
MP	7

腺癌，癌的中心部位于距 EGJ 食管侧 1 cm、胃侧 2 cm 范围内的病变，即 Siewert 分类 Ⅱ 型的病变为研究对象。根据《食管癌处置规则》，将 EGJ 设定为食管下段栅状血管的下端，在栅状血管辨识困难的情况下，设定为胃大弯纵行皱襞的口侧末端。EUS 采用了 20 MHz 超声细径探头。这些病变通过外科切除或内镜黏膜下剥离术（endoscopic submucosal dissection, ESD）进行了治疗，通过病理学检查做出了最终诊断。除了进行术前辅助化疗的 1 例和在病变的口侧伴有黏膜下肿瘤（submucosal tumor, SMT），EUS 探头无法水平方向触及而难以扫查的 1 例以外，以 83 例 83 病变作为分析的对象。

评估项目

高桥等报道，关于食管胃结合部腺癌的淋巴结转移率，虽然在 SM 浸润 500 μm 以内的癌病例 3.9% 见有转移，但当限定病变径 30 mm 以下和不具有脉管侵袭、深于深层黏膜肌层的低分化腺癌成分的条件时，未见转移，食管胃结合部腺癌的 SM1 规定为 500 μm 以内是妥当的。根据该报道认为，对于外科切除的选择，正确诊断超过 SM 浸润 500 μm 的深于 SM2 非常重要。在本研究中，将通过 EUS 进行的浸润深度诊断分为 M~SM1（≤500 μm）和 SM2（>500 μm）~MP，评估了在 SM2 浸润诊断上的灵敏度、特异性、正诊率。另外，将通过 EUS 诊断的浸润深度是 M 或 SM1，而病理学上诊断为 SM2 的病变定义为"读数过浅"；将通过 EUS 诊断的浸润深度是深于 SM2，而病理学上诊断为 M 或 SM1 的病变定义为"读数过深"，并且就通过 EUS 进行浸润深度诊断上相关于读数过浅、读数过深的风险因素进行了研究。

结果

1. 对象的特征

研究对象 83 例 83 病变的临床病理学特征如表1、表2所示。中位年龄为 68 岁（40~88 岁）；性别为男性较多，83 例中有 76 例；病变部位为小弯侧最多，42 例病变。肉眼分型为 0-Ⅱc 型病变最多，达 37 个；其次是 0-Ⅱa 型病变 30 个、0-Ⅰ 型病变 16 个。11 个病变内镜下诊断为有溃疡，5 个病变病理学诊断为有溃疡。中位瘤径为 20（4～55）mm，11 个病变为 Barrett 食管腺癌。分化型病变为 78 个，占大多数；未分化型病变为 5 个。42 例施行了外科切除，41 例施行了 ESD 切除。

2. EUS 的浸润深度诊断效果

本院通过 EUS 对食管胃结合部腺癌浸润深度诊断的结果如**表 3** 所示。病理学诊断浸润深度为 M 癌 26 例，SM1 癌 17 例，SM2 癌 33 例，MP 癌 7 例。病理学性（pathological，P）SM2 癌中有 18.2%（6/33 病变）通过 EUS 被诊断为 M 癌或 SM1 癌，pM 癌中的 34.6%（9/26 病变）、pSM1 中的 47.1%（8/17 病变）通过 EUS 被诊断为 SM2 癌或 MP 癌。在 SM2 浸润的诊断上，常规内镜检查的灵敏度为 60.0%，而 EUS 的灵敏度高达 85.0%；特异性方面，常规内镜检查为 53.5%，而 EUS 为 60.5%；正诊率方面，常

表3 在本院通过EUS对食管胃结合部癌的浸润深度诊断结果

EUS诊断	病理学诊断		合计
	pM–SM1	pSM2–MP	
cM–SM1	26	6	32
cSM2–MP	17	34	51
合计	43	40	83

规内镜检查为 56.6%，而 EUS 为 72.3%。

3. 影响读数过浅或读数过深的因素

将通过 EUS 进行浸润深度诊断的病例分为①正诊（60 例）、②读数过浅（6 例）和③读数过深（17 例）3 组，与正诊组比较，分别分析了影响读数过浅和读数过深的风险因素。关于读数过浅，在病变的位置、肉眼分型、内镜下有无溃疡、中位瘤径、有无病理学性溃疡、Barrett 食管腺癌、分化型等因素未见显著性差异（**表 4**）。另一方面，关于读数过深，0-Ⅱc 型、有病理学性溃疡的病变发生读数过深的情

表4 与读数过浅相关的风险因素的分析

	正诊（n=60）	读数过浅（n=6）	P值
病变部位（A:P:L:G）	11:14:30:5	3:1:2:0	0.399
肉眼分型（0-Ⅰ:0-Ⅱa:0-Ⅱc）	13:25:22	2:2:2	0.661
内镜下有溃疡	7	1	0.555
中位瘤径（范围）	21（6～55）mm	21（18～41）mm	0.506
有病理学性溃疡	1	1	0.175
有 Barrett 食管	7	1	0.555
分化型:未分化型	56:4	6:0	1.000

表5 与读数过深相关的风险因素的分析

	正诊（n=60）	读数过深（n=17）	P值
病变部位（A:P:L:G）	11:14:30:5	2:4:10:1	0.971
肉眼分型（0-Ⅰ:0-Ⅱa:0-Ⅱc）	13:25:22	1:3:13	0.043
内镜下有溃疡	7	3	0.683
中位瘤径（范围）	21（6～55）mm	18（4～38）mm	0.830
有病理学性溃疡	1	3	0.032
有 Barrett 食管	7	3	0.683
分化型:未分化型	56:4	16:1	1.000

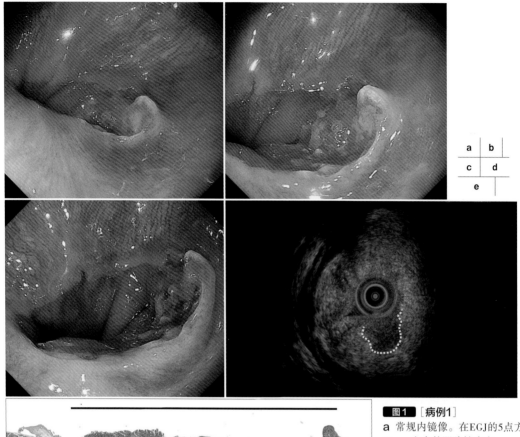

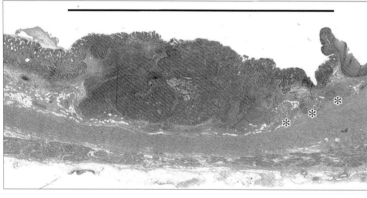

a	b
c	d
e	

图1 ［病例1］

a 常规内镜像。在EGJ的5点方向见有12 mm左右的凹陷性病变。

b 常规内镜像。在凹陷的内部散在性地附着有小白苔；在口侧边缘伴有隆起，隆起被扁平上皮所覆盖。

c 通过喷洒靛胭脂，在凹陷内见有凹凸。

d 采用20 MHz超声细径探头的扫描像。通过超声的斜照，见有相对于第3层向下凸起伸展的低回声肿瘤（黄色虚线所示）。

e 组织病理像。见有浸润于SM深层的中分化管状腺癌（黑线所示范围）。在肿瘤深部见有食管腺（＊）。肿瘤的口侧与扁平上皮相连续。

况显著性增多（**表5**）。

病例

［**病例1**］ EUS正诊的病例。60多岁，男性。

在检诊的上消化道内镜检查（esophagogastroduo- denoscopy，EGD）中指出有病变。在EGJ的5点方向见有12 mm左右的凹陷性病变。凹陷比较深，给人一种略硬的印象（**图1a**），凹陷的内部散在性附着有小白苔。在病变口侧的边缘伴有隆起，隆起被扁平上皮所覆盖（**图1b**）。喷洒靛胭脂后，边界变得清晰，凹陷内部略呈凹凸（**图1c**）。由于管腔扩展不良，且病变处于弯曲状态，超声细径探头只能斜向扫查，但通过EUS见有在SM（第3层）内伸

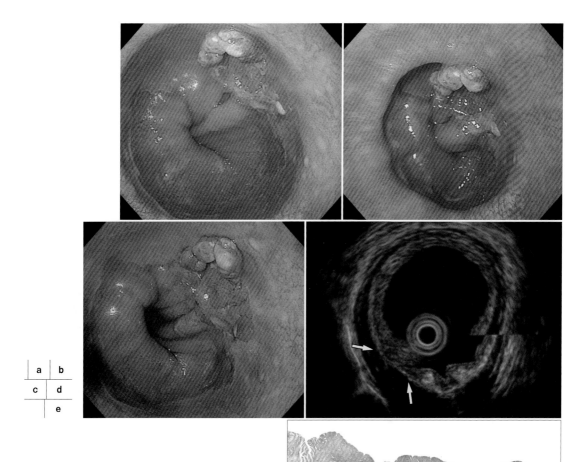

a	b
c	d
	e

图2 ［病例2］
a 常规内镜像。在EGJ的0～3点方向见有20 mm左右、发红的凹陷性病变，在前壁侧伴有隆起。
b 常规内镜像。有点变形不明显，给人以较硬的印象。
c 通过喷洒靛胭脂，边界变得更加清晰。
d 采用20 MHz超声细径探头的扫描像。由于第2层增厚，可见第3层变窄（黄色箭头所指）。
e 组织病理像。肿瘤一部未越过双层化的错综复杂的黏膜肌层（黑色箭头所指），停留于黏膜内。肿瘤的口侧与扁平上皮相连续。

展的低回声肿瘤（**图1d**）。根据以上结果，诊断为引起 SM 深部浸润的 0-Ⅱc 型食管胃结合部腺癌，施行了食管下段切除及贲门侧胃切除术。在组织病理学上，与凹陷一致，高分化～中分化型腺癌浸润至 SM 深部，最终诊断为：肉眼分型 p0-Ⅱc型，大小 13 mm×7 mm，组织学分型为中分化～高分化腺癌（moderately and well differentiated adenocarcinoma），浸润深度 pT1b-SM2，pHM0，pVM0，ly0，v1（**图 1e**）。

［**病例2**］ EUS 读数过深的病例。50多岁，男性。

在检诊的上消化道 X 线造影检查中发现异常，在前一医院施行了 EGD，指出有病变。在 EGJ 的 0～3 点方向见有 20 mm 左右、发红的凹陷性病变，在前壁侧伴有较高的隆起部（**图2a**）。空气量变化引起的变形不明显，特别是隆起部给人以较硬的印象（**图2b**）。

喷洒靛胭脂后，病变的边界清晰，未见明显的凹陷成分等（**图2c**）。通过EUS见有与隆起部一致的SM（第3层）的狭窄化（**图2d**）。根据以上结果，诊断为0-Ⅱa+Ⅱc型的食管胃结合部腺癌；在隆起部诊断为SM深部浸润，施行了贲门侧胃切除术。组织病理学方面，尽管高分化型腺癌浸润越过浅层的黏膜肌层，达到深层的黏膜肌层，但未浸润到SM。最终诊断为：肉眼分型p0-Ⅱa+Ⅱc型，大小25 mm×15 mm，组织学分型为高分化腺癌（well differentiated adenocarcinoma），浸润深度pT1a-MM（DMM），pHM0，pVM0，ly0，v0（**图2e**）。

[病例3] EUS读数过浅的病例。70多岁，男性。

在EGJ的10~12点方向见有低矮的隆起性病变（**图3a**），口侧呈更高的隆起（**图3b**）。即使喷洒靛胭脂色素后在口侧隆起部分也未见明显的糜烂和凹陷等，伸展情况良好（**图3c，d**）。虽然通过EUS难以扫查病变，但在能够观察到的范围内未见明显的SM浸润的表现（**图3e**）。根据以上结果，诊断为0-Ⅱa型的结合部的早期癌，判断为无明显的SM深部浸润的表现，施行了ESD。组织病理学方面，为高分化~中分化型管状腺癌，在一部分伴有乳头状腺癌和低分化腺癌。在更高的隆起部，在宽度3 mm左右的范围内见有向SM的浸润（700μm）（**图3f**）。最终诊断结果为：肉眼分型0-Ⅱa型，大小28 mm×26 mm，组织学分型为高分化~中分化腺癌（well and moderately differentiated adenocarcinoma），浸润深度T1b-SM2（700μm），pHM0，pVM0，ly0，v0。

讨论

根据高桥等关于食管胃结合部腺癌淋巴结转移的报道，虽然认为作为外科切除的绝对适应证以高精度诊断SM2浸润癌非常重要，但有报道指出通过常规内镜、EUS进行的食管胃结合部腺癌的术前浸润深度诊断比较困难。在常规内镜检查的浸润深度诊断上，重要的是病变的肉眼分型、大小、硬度等，为此，整体表现的观察和改变空气量的观察很重要。但是，由于EGJ在解剖学上是难以充分伸展的部位，难以在送气使壁伸展的同时进行观察。另外，虽然通过让患者深呼气后暂时停止呼吸，使在EGJ充分伸展的状态下的观察成为可能，但在深度镇静下则很难，有时在通过常规内镜检查、色素内镜检查进行以这些为指标的浸润深度诊断时会难以判断。

Ishihara等报道，关于M癌或SM微小浸润癌的诊断，通过Meta分析，EUS对食管鳞状细胞癌的灵敏度为87%，特异性为94%；EUS对胃癌的灵敏度为87%，特异性为75%。另一方面，EUS对食管胃结合部癌的灵敏度为59%，特异性为69%，EUS的浸润深度诊断效果在食管胃结合部腺癌有比食管鳞状细胞癌和胃癌较差的趋势。认为这可能是由于在解剖学上，食管胃结合部即使注入脱气水也不易膨大，在食管壁收缩的状态下无法垂直地进行超声扫查，因此对食管壁层次结构的评估变得困难。另外，在有Barrett食管背景的情况下，由于反流性食管炎而导致黏膜下纤维化，或黏膜肌层变得稀疏时，层次结构的分离容易变得不清晰，有时甚至食管腺和脉管等混在一起，不均一地被扫查出来。由于这些因素，使得浸润深度的评估变得困难。

关于以食管胃结合部腺癌为对象的EUS浸润深度诊断相关因素的报道虽然有限，但Heeren等报道，食管胃结合部腺癌中瘤径>5 cm是正诊率下降的有显著性意义的因素；Bosing等报道，Siewert分类Ⅰ型与Ⅱ型、Ⅲ型相比有正诊率较高的趋势。另外，Kim等报道，对于早期胃癌来说，凹陷型、内镜下有溃疡是正诊率下降的主要因素，分析可能是因为在早期胃癌凹陷型具有溃疡的情况较多，而溃疡引起的纤维化和炎症性变化与向SM表层的癌的微小浸润之间很难鉴别的原因。另一方面，在本研究中，0-Ⅱc型和有病理学性溃疡在多变

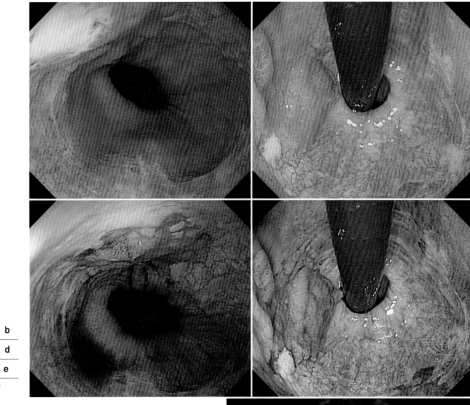

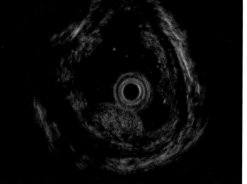

图3 ［病例3］

a 常规内镜像。在EGJ的10～12点方向见有低矮的隆起性病变。

b 常规内镜像。仰视像。在口侧有更高的隆起扩展。

c 通过喷洒靛胭脂，边界变得更加清晰。

d 靛胭脂染色后的仰视像。在高隆起部未见明显的糜烂和凹陷。

e 采用20 MHz超声细径探头的扫描像。未见明显的第3层变窄。

f 组织病理像。见有高分化～中分化型管状腺癌，在表层部伴有乳头状腺癌及低分化腺癌成分。肿瘤在小范围浸润于黏膜下（黑线所示的范围）。在肿瘤深部见有食管腺（＊）。

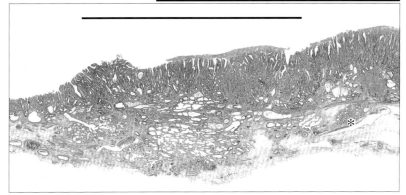

量分析中均为有显著性意义的因素，是与读数过深相关的独立因素。

Dhupar 等报道，在通过 EUS 进行的食管胃结合部腺癌的浸润深度诊断中，T1b 癌的正诊率为 58%，整体上的浸润深度正诊率为 48%，读数过浅为 23%，读数过深为 29%，而在本研究中通过 EUS 进行的 SM2 浸润的正诊率为 72.3%，尽管与 T1b 癌整体的正诊率不同，但有比已有报道更好的趋势。这有可能是受检查和术者条件不同的影响，如在已有报道中使用专用机型较多、使用超声细径探头较少、因术者不同而检查时间各不相同等。另外，在专用机型采用气囊法进行观察，由于用气囊压迫病变使黏膜下层变薄，有可能读数更深。在本研究中，灵敏度、正诊率与常规内镜相比有更好的趋势，而特异性为 60.5%，未见显著性差异，为了防止过度手术（over surgery），笔者认为结合常规内镜检查和 EUS 进行诊断非常重要。还有，本研究的局限性有以下几点：为单中心的回顾性研究；以在常规内镜检查中疑为 SM 浸润的病变为对象，病例有选择偏倚。

结语

在本文中，就通过 EUS 进行的食管胃结合部腺癌的浸润深度诊断，以本院的研究为中心进行了阐述。笔者认为，对于在常规内镜检查中难以进行 SM 浸润深度诊断的病例，EUS 是有用的；对于术前浸润深度诊断困难的食管胃结合部腺癌，最好是结合常规内镜和 EUS 进行综合性诊断。为了确定这些结果，认为今后需要进一步积累内镜像和组织病理像能够详细对应的病例，进行更大样本数的前瞻性研究。

参考文献
[1]日本食道学会（编）. 食道癌取扱い規約，第11版. 金原出版，2015.
[2]高橋宏明，石原立，小平純一，他. 食道胃接合部腺癌のリンパ節転移頻度と特徴—多施設共同研究の結果から. 胃と腸 52: 319–328, 2017.
[3]前田有紀，平澤大，原田喜博，他. Barrett食道癌の深達度診断. 胃と腸 50: 575–582, 2015.
[4]吉永繁高，小田一郎，田中優作，他. 表在型Barrett食道癌の内視鏡診断—深達度診断. 胃と腸 51: 1311–1320, 2016.
[5]Ishihara R, Goda K, Oyama T. Endoscopic diagnosis and treatment of esophageal adenocarcinoma: introduction of Japan Esophageal Society classification of Barrett's esophagus. J Gastroenterol 54: 1–9, 2019.
[6]Dhupar R, Rice RD, Correa AM, et al. Endoscopic ultrasound estimates for tumor depth at the gastroesophageal junction are inaccurate: implications for the liberal use of endoscopic resection. Ann Thorac Surg 100: 1812–1816, 2015.
[7]有馬美和子，都宮美華，福田俊，他. 表在型Barrett食道腺癌の診断とESD—コツと注意点. 消内視鏡 29: 1731–1741, 2017.
[8]Heeren PA, van Westreenen HL, Geersing GJ, et al. Influence of tumor characteristics on the accuracy of endoscopic ultrasonography in staging cancer of the esophagus and esophagogastric junction. Endoscopy 36: 966–971, 2004.
[9]Bösing N, Schumacher B, Frieling T, et al. Endoscopic ultrasound in routine clinical practice for staging adenocarcinomas of the stomach and distal esophagus. Chirurg 74: 214–221, 2003.
[10]Kim GH, Park DY, Kida M, et al. Accuracy of high–frequency catheter–based endoscopic ultrasonography according to the indications for endoscopic treatment of early gastric cancer. J Gastroenterol Hepatol 25: 506–511, 2010.
[11]有馬美和子，多田正弘，田中洋一，他. Barrett食道癌の超音波内視鏡診断. 胃と腸 46: 1852–1860, 2011.

Summary

Depth Diagnosis of Esophagogastric Junction Cancer Using Endoscopic Ultrasonography

Izumi Tanimoto[1], Shigetaka Yoshinaga, Hiroyuki Takamaru, Reona Kawamura, Seiichiro Abe, Satoru Nonaka, Haruhisa Suzuki, Ichiro Oda, Yutaka Saito, Takaki Yoshikawa[2], Hiroyuki Daiko[3], Shigeki Sekine[4]

To evaluate the efficacy of EUS（endoscopic ultrasonography）for depth diagnosis of EGJ（esophagogastric junction）cancer, we investigated its ability to detect SM2（>500μm）invasion retrospectively. In total, 83 patients with EGJ cancer（Siewert Type 2）, who were suspected of having SM invasion through CE（conventional endoscopy）and underwent EUS, were included in this study. The sensitivity, specificity, and overall accuracy for SM2 or deeper using EUS were 85.0%, 60.5%, and 72.3%, respectively. The sensitivity of EUS was superior to that of CE. Type 0–IIc and pathological ulceration were independent risk factors for overestimation using EUS. Since accurate depth diagnosis for EGJ cancer can be difficult, both EUS and CE should be used for the diagnosis.

[1]Endoscopy Division, National Cancer Center Hospital, Tokyo.
[2]Gastric Surgery Division, National Cancer Center Hospital, Tokyo.
[3]Esophageal Surgery Division, National Cancer Center Hospital, Tokyo.
[4]Pathology Division, National Cancer Center Hospital, Tokyo.

食管胃结合部腺癌的范围诊断

——从内镜检查的角度

田中 一平 [1]

平泽 大

中堀 昌人

奥园 彻

铃木 宪次郎

阿部 洋子

五十岚 公洋

名和田 义高

田中 由佳里

伊藤 聪司

松田 知己

摘要● 近年来，在日本食管胃结合部腺癌有增加的趋势，内镜治疗适应证病变也多有发现。为了整块切除病变，正确的范围诊断是非常重要的。本次就食管胃结合部腺癌的范围诊断，分为Barrett食管癌和胃贲门癌进行了比较研究。以2012年1月至2020年7月在本院施行了ESD的食管胃结合部腺癌93例94病变为研究对象。食管胃结合部腺癌的定义遵循《食管癌处置规则（第11版）》，采用西分类，为癌瘤的中心位于食管胃结合部的上下2cm以内的病变。研究项目包括患者背景、病变的临床病理学特征、范围诊断的正诊率（常规观察、NBI放大观察）、有无扁平上皮下进展。结果表明，在Barrett食管癌和胃贲门癌这两种病变，与常规观察相比，NBI放大观察对范围诊断更加有用（Barrett食管癌：58% vs 92%，胃贲门癌：68% vs 100%）。扁平上皮下进展在Barrett食管癌病例明显多见，提示与病变和SCJ的位置关系有关。另外，通过观察喷洒醋酸后可见的白色变化，可以在术前诊断扁平上皮下进展。

关键词　食管胃结合部腺癌　范围诊断　扁平上皮下进展　喷洒醋酸　放大内镜

[1] 仙台厚生病院消化器内科　〒980-0873 仙台市青葉区広瀬町 4-15
　　E-mail：ippeitanaka777@gmail.com

前言

自 20 世纪 50 年代起，在欧美食管胃结合部腺癌，特别是 Barrett 食管癌（Barrett's cancer，BC）迅速增加，现在占食管癌的一半以上。同样，在包括日本在内的亚洲各国，BC 也呈增加趋势。认为其原因是饮食生活的欧美化而引起的肥胖，以及胃酸和胆汁酸反流而引起的食管炎症，预计今后还会进一步增加。

流行病学背景加上内镜仪器的进步，遇到食管胃结合部腺癌的机会在增加。在通过详细的浸润深度诊断疑为黏膜内病变的情况下，可以选择内镜治疗。为了一次性切除病变，术前的范围诊断极为重要。

食管胃结合部腺癌，一般被分为 BC 和胃贲门癌（gastric cancer，GC）。虽然许多关于食管胃结合部腺癌的研究阐明了相关于 BC 和 GC 的背景因素、浸润深度和转移风险的不同点，但关于范围诊断的研究并不充分。因此，此次笔者等就食管胃结合部腺癌的范围诊断，分为 BC 和 GC 进行了比较研究。

对象和方法

以 2012 年 1 月至 2020 年 7 月间在本院施行了内镜黏膜下剥离术（endoscopic submucosal dissection，ESD）的食管胃结合部腺癌 93 例 94 病变为研究对象。食管胃结合部腺癌的定义遵循《食管癌处置规则（第 11 版）》，采用西分类，为癌瘤的中心位于食管胃结合部（esophagogastric junction，EGJ）的上下 2cm 以内的病变。除外了鳞状细胞癌。

BC 的诊断遵循《食管癌处置规则（第 11 版）》。即，根据切除后的组织病理学检查，将满足下述条件之一的病变规定为 BC：①在柱状上皮下的黏膜层见有食管腺导管，或在黏膜下层见有固有食管腺；②柱状上皮内的扁平上皮岛；③在柱状上皮下见有黏膜肌层的双重结构。但是，即使是在组织病理学上不满足 BC 标准的病变，将在内镜下一直到病变的肛侧见有栅状血管的病例也作为 BC 处理。将组织病理学表现和内镜表现均不满足 BC 标准的病变规定为 GC。当按上述标准分类时，BC 为 28 例，GC 为 78 例。

关于比较项目方面，就①患者背景（年龄、性别、食管裂孔疝、反流性食管炎、萎缩性胃炎的有无）、②病变的临床病理学特征（瘤径、肉眼分型、浸润深度、脉管侵袭、未分化型混合的有无、水平断端阳性）、③范围诊断正诊率［白光观察、窄带成像（narrow band imaging，NBI）放大观察］、④扁平上皮下进展［与鳞状－柱状上皮交界部（squamo-columnar junction，SCJ）相连续的比例、扁平上皮下进展的比例、扁平上皮下进展的距离］进行了研究。另外，Yamagata 等报道，通过在扁平上皮下进展的区域喷洒醋酸，可以高概率观察到微小的孔、泡沫状的白斑和沟状结构等淡淡的白色变化——微小白色征（small white signs，SWS）。本次也就 SWS 的有无进行了比较研究。

结果

平均年龄在 BC 病例为 74.0 岁、GC 病例为 78.0 岁，无显著性差异。两者均以男性居多，食管裂孔疝和反流性食管炎均在 BC 发生率高，而萎缩性胃炎在 GC 发生率高（**表1**）。

平均瘤径在 BC 病例为 18 mm，GC 病例为 21 mm，未见显著性差异。肉眼分型在 BC 病例隆起型病变多，在 GC 病例凹陷性病变多。SM 浸润癌在 BC 病例明显增多，但在脉管浸润和未分化型癌混合存在与否上未见显著性差异（**表2**）。

表1 患者背景

	BC（$n=28$）	GC（$n=78$）	P值
平均年龄	74.0岁	78.0岁	n.s.
性别比（M：F）	22：6	66：12	n.s.
食管裂孔疝	93%	32%	<0.05
反流性食管炎	82%	30%	<0.05
萎缩性胃炎	36%	97%	<0.05

n.s.：not significant，无显著性差异。

表2 临床病理学特征

	BC（$n=28$）	GC（$n=78$）	P值
平均瘤径	18 mm	21 mm	n.s.
肉眼分型（隆起型：平坦型：凹陷型）	13：3：12	30：2：46	n.s.
浸润深度（M：SM）	22：6	70：8	<0.05
脉管浸润	21%	12%	n.s.
未分化型混合	7%	6%	n.s.
水平断端阳性	7%	0%	n.s.

n.s.：not significant，无显著性差异。

表3 范围诊断的正诊率

	BC (n=28)	GC (n=78)	P值
白光观察	58%	68%	n.s.
NBI放大观察	92.9%	100%	n.s.

n.s.: not significant，无显著性差异。

白光观察下的范围诊断正诊率在 BC 病例为 58%，GC 病例为 68%。NBI 放大观察的范围诊断正诊率在 BC 病例为 92.9%，GC 病例为 100%，未见显著性差异（**表3**）。

下面是关于扁平上皮下进展的研究结果。首先，与 SCJ 相连续的病变比例在 BC 病例为 82%，GC 病例为 6%，在 BC 病例显著性增多。同样，扁平上皮下进展的比例在 BC 病例也显著性增多（50% vs 4%）。平均进展距离在 BC 病例为 3.7 mm，GC 病例为 1.9 mm，未见显著性差异。另外，在扁平上皮下进展的所有病例，在喷洒醋酸后均可以观察到 SWS（**表4**）。

病例

[**病例1，图1**] BC 病例（白光：正诊；NBI：正诊；扁平上皮下进展：正诊）。

患者为 70 多岁的男性。白光观察下在 EGJ 的 5 点方向见有 8 mm 大小、发红的凹陷性病变（**图1a**）。在病变周围可见栅状血管，可确认 Barrett 食管的存在。病变与 SCJ 相连续。通过 NBI 放大观察，可见高密度的小型不规则绒毛状结构，诊断为分化型癌（**图1b**）。通过喷洒醋酸，在肿瘤附近的扁平上皮区域可以观察到小型圆形凹陷（round pit）状开口部和典型的 SWS（**图1c**）。诊断为浸润深度为 M 的扁平上皮下进展的 BC，施行了 ESD 切除。根据病理学检查，病变被诊断为高分化腺癌（well differentiated adenocarcinoma），浸润深度为 T1a-DMM（**图1d**）。向扁平上皮下进展了约 2.2 mm（**图1e，f**）。

[**病例2，图2**] GC 病例（白光：误诊；NBI：正诊；扁平上皮下进展：正诊）。

患者为 60 多岁的男性。白光观察下在 EGJ 的小弯侧见有正常色调的扁平隆起性病变（**图2a**）。白光观察下的范围诊断极其困难。在背景上见有高度萎缩性胃炎（**图2b**），未能辨识提示 Barrett 食管的栅状血管。在 NBI 观察下，病变作为淡淡的褐色区域（brownish area）可以被辨识（**图2c**）。在 NBI 放大观察下，可以观察到密集的小型凹陷状结构，诊断为低度异型的分化型腺癌（**图2d**）。在与 SCJ 的交界处，具有网状不规则血管的肿瘤部分与 SCJ 相连续（**图2e**）。当在该部位喷洒醋酸时，在扁平上皮区域可以清晰观察到白色的圆形开口部和 SWS（**图2f**）。诊断为浸润深度 M 的高分化型腺癌，施行了 ESD 切除。组织病理学表现为高分化型腺癌，浸润深度为 M，肿瘤口侧向扁平上皮下进展了 1.6 mm（**图2g～i**）。未观察到提示 Barrett 黏膜的病理学表现，诊断为 GC。

[**病例3，图3**] BC 病例（白光：误诊；NBI：误诊；扁平上皮下进展：无）

患者为 60 多岁的男性。白光观察下在 C1M2 的短段 Barrett 食管（short segment Barrett's esophagus，SSBE）内见有发红的结节状隆起性病变（**图3a**）。在 NBI 放大观察下，可以观察到与隆起部一致的高密度明显不规则的绒毛状结构，诊断为高分化腺癌（**图**

表4 关于扁平上皮下进展的研究

	BC (n=28)	GC (n=78)	P值
与SCJ相连续的病变	82%	6%	<0.05
扁平上皮下进展的病变	50%	4%	<0.05
扁平上皮下进展的平均距离	3.7 mm	1.9 mm	n.s.

n.s.: not significant，无显著性差异。

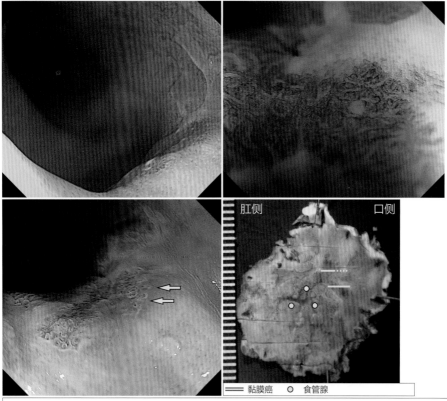

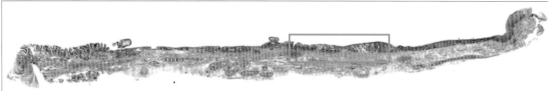

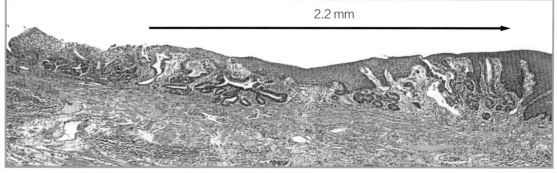

2.2 mm

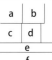

图1 ［病例1］

a 常规内镜像（白光）。在EGJ的5点方向见有8 mm大小、发红的凹陷性病变。在病变的周围可观察到栅状血管，可以确认Barrett食管的存在。病变与SCJ相连续。

b NBI放大像。可以观察到高密度的小型不规则的绒毛状结构，诊断为分化型癌。

c 喷洒醋酸像。在肿瘤附近的扁平上皮区域可以观察到小型的圆形小凹（round pit）状开口部和典型的SWS（黄色箭头所指）。

d 切除标本的标测像。病变被诊断为高分化腺癌（well differentiated adenocarcinoma），浸润深度为T1a-DMM。黄色虚线部分的表层为非肿瘤。

e,f 组织病理像（f为e的蓝框部放大像）。肿瘤向扁平上皮下进展了约2.2 mm。

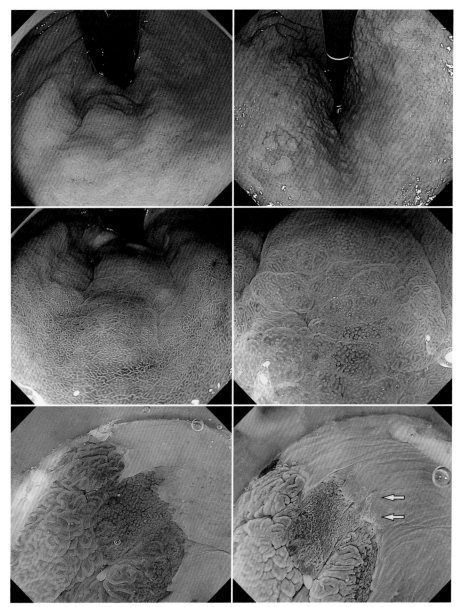

a	b
c	d
e	f

图2 ［病例2］

a 常规内镜像（白光）。在EGJ的小弯侧见有正常色的扁平隆起性病变。在白光观察下的范围诊断极为困难。无法辨识提示Barrett食管的栅状血管。

b 在背景上见有严重的萎缩性胃炎。

c NBI像。病变作为浅淡的褐色区域（brownish area）可以辨识。

d NBI放大像。可以观察到密集的小型凹陷（pit）状结构，诊断为低度异型的分化型腺癌。

e NBI放大像。在与SCJ的交界处，具有网状不规则血管的肿瘤部分与SCJ相连续。

f 相同部位的喷洒醋酸像。在扁平上皮区域可以观察到白色的圆形开口部，可以清晰地观察到SWS（黄色箭头所指）。

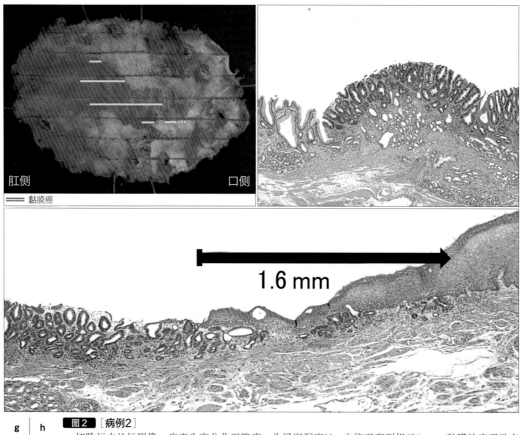

图2 ［病例2］

g 切除标本的标测像。病变为高分化型腺癌，为浸润深度M。未能观察到提示Barrett黏膜的病理学表现，诊断为GC。黄色虚线部分的表层为非肿瘤。

h 组织病理像。肿瘤为浸润深度M的高分化型腺癌。

i 肿瘤向扁平上皮下进展了1.6 mm。

3b～d）。在隆起的周围可以观察到轻度不规则的绒毛状结构。绒毛的花纹大小不同，形状不均一，但密度较低，因此在本院诊断为非肿瘤（炎症治愈后的再生变化），并进行了标记。根据组织病理学表现，隆起部为浸润深度LPM的高分化型腺癌，隆起周围为低度异型的高分化型腺癌，水平断端在除口侧外的3个方向均为阳性（**图3e～g**）。

讨论

本次笔者等将食管胃结合部腺癌分为BC和GC，对包括扁平上皮下进展在内的范围诊断进行了研究。下面就本研究结果的解释和基于过去文献的分析，分为白光观察、NBI放大观察、喷洒色素后观察、喷洒醋酸后观察进行阐释。

1. 通过白光观察进行范围诊断

在本研究中，通过白光观察的范围诊断正诊率在食管胃结合部腺癌整体为65%，即使分为BC和GC进行比较也无显著性差异，二者的范围诊断正诊率都比较低。在白光观察下，虽然是根据隆起和凹陷等肉眼形态和颜色的差异来确定病变范围，但食管胃结合部腺癌在病变周围多为0-Ⅱb样进展，需要注意。另外，在本研究中，合并反流性食管炎的病例也有很多，BC病例为82%，GC病例为30%。当在病变周围可以观察到由反流性食管炎所引起的黏膜断裂（mucosal break）的情况下，由于其呈近似

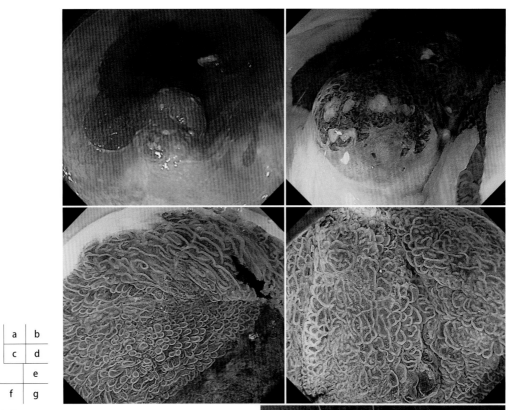

a	b
c	d
	e
f	g

图3 ［病例3］

a 常规内镜像（白光）。在C1M2的SSBE内见有发红的结节状隆起性病变。

b NBI放大像。与隆起部一致，可以观察到明显不规则的高密度绒毛状结构，诊断为高分化型腺癌。

c NBI放大像。隆起的左壁部。

d NBI放大像。隆起的右侧部。可以观察到轻度不规则的绒毛状结构。绒毛的花纹大小不同，形状不均一，但密度较低，据此在本院诊断为非肿瘤（炎症治愈后的再生变化），并进行了标记。

e 切除标本的标测像。在除口侧以外的3个方向水平断端为阳性。

f 隆起部的组织病理像。隆起部为浸润深度LPM的高分化型腺癌。

g 隆起周围的组织病理像。隆起部的周围黏膜为低度异型的高分化型腺癌。

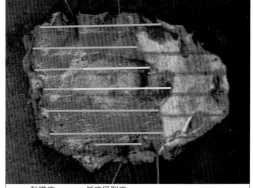

▬▬ 黏膜癌　　▬▬ 低度异型癌

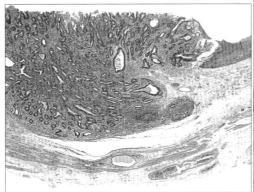

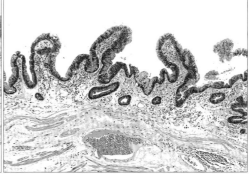

于病变的发红，范围诊断极为困难。这时最好是给予质子泵抑制剂（proton pump inhibitor，PPI），等炎症消退后再检查。由于以上原因，不得不说单独通过白光观察进行范围诊断很难。

2. 通过NBI放大观察进行范围诊断

以前就有一些文献报道了NBI放大观察对胃癌和BC的范围诊断的有用性。关于胃癌的范围诊断，在早期胃癌的放大内镜诊断简化流程（magnifying endoscopy simple diagnostic algorithm for early gastric cancer，MESDA-G），对于BC，由日本食管学会提出了Barrett食管放大内镜分类，据报道有很高的诊断能力。对于食管胃结合部腺癌应该采用哪一种分类，没有明确的规定。无论采用哪种分类，着眼于表面细微的黏膜结构和血管结构，在与非肿瘤黏膜的比较中发现病变的不规则性（irregularity），确定范围，这是很重要的。

在本研究中，GC全部病例可以正诊，但在BC中见有2例误诊病例。2个病例均为在主病变的周围有低度异型的0-Ⅱb癌扩展，结果导致误诊为非肿瘤的病例。由于在BC病例有可能低度异型肿瘤存在于主病变的周围，因此在诊断上犹豫不决时，术前进行阴性活检是很重要的。

3. 通过喷洒色素进行范围诊断

对于食管胃结合部腺癌，关于喷洒色素的有用性的报道很少。Endo等和Amano等报道，分别通过把亚甲蓝和结晶紫喷洒到Barrett食管上，提高了对病变的诊断能力和检出率。另外，在使病变的细微的凹凸更容易辨识这一点上，靛胭脂也可能有用。对于食管胃结合部腺癌的色素内镜的研究现阶段还不能说很充分，还需要进一步研究。

4. 通过喷洒醋酸进行扁平上皮下进展的诊断

由于BC有时会向扁平上皮下侧向进展，癌没有露出于表层，很难通过内镜进行范围诊断。在覆盖的扁平上皮较薄的情况下，可透见扁平上皮下的腺癌，在白光观察下变为淡淡的发红，在NBI观察下变为淡褐色。但是，当被较厚的扁平上皮所覆盖时，诊断就会变得困难。Yamagata等报道，当把1.5%的醋酸喷洒到扁平上皮下进展的区域时，可以观察到微小的孔、泡沫状的白斑、沟状结构等，高概率可以观察到淡淡的白色变化（SWS）。在组织病理学方面，可以观察到腺癌的一部分在连续性移行到扁平上皮的同时跷起到食管内腔的结构，其开口部与SWS一致。

到现在为止，虽然见有关于BC的扁平上皮下进展的报道，但是没有看到也包括GC在内的关于食管胃结合部腺癌的扁平上皮下进展的研究，本研究可以说是首次。

分析结果显示，与扁平上皮相连续的病变的比例在BC病例显著性增高，同时扁平上皮下进展病例的比例也较高。究其原因，可能是由于BC基本上是主体位于EGJ的口侧的病变，与GC相比时到SCJ的距离较短。当初笔者等认为，在BC病例的与扁平上皮相连续的病变中，扁平上皮下进展的病变比例显著性增高。这是由于因为BC是以反流性食管炎所引起的炎症为背景发生的，所以认为癌被扁平上皮所覆盖的比例也高的缘故。但是，实际上其比例（扁平上皮下进展的病变/与扁平上皮相连续的病变）在BC病例为61%，GC病例为60%，没有显著性差异。由此认为，是否被扁平上皮所覆盖与病变到SCJ之间的距离有关。

结语

包括扁平上皮下的进展在内，本文就食管胃结合部腺癌的范围诊断进行了研究。无论是BC还是GC，在进行范围诊断时NBI放大观察都是有用的，通过观察喷洒醋酸后的SWS，还可以诊断扁平上皮下进展。但是，由于本研究的BC的病例数较少，今后还需要积累病例进行进一步的研究。

参考文献

[1]Pohl H, Sirovich B, Welch HG. Esophageal adenocarcinoma incidence: are we reaching the peak? Cancer Epidemiol

Biomarkers Prev 19: 1468–1470, 2010.

[2]天野祐二，安積貴年，坪井優，他．本邦におけるBarrett
食道癌の疫学―現況と展望．日消誌 112: 219–231,
2015.

[3]Thrift AP, Shaheen NJ, Gammon MD, et al. Obesity and risk
of esophageal adenocarcinoma and Barrett's esophagus:
a Mendelian randomization study. J Natl Cancer Inst 106:
dju252, 2014.

[4]Haggitt RC. Barrett's esophagus, dysplasia, and
adenocarcinoma. Hum Pathol 25: 982–993, 1994.

[5]日本食道学会（編）．食道癌診療ガイドライン2017年
版．金原出版，2017.

[6]佐藤千晃，平澤大，藤田直孝．SSBE由来のBarrett腺癌
の臨床病理学的検討―接合部胃癌との比較．日消誌
106: A727, 2009.

[7]前田有紀，平澤大，原田喜博，他．食道胃接合部癌と
Barrett食道癌の鑑別は必要か―臨床の立場から．胃と
腸 52: 301–310, 2017.

[8]Imamura Y, Watanabe M, Oki E, et al. Esophagogastric
junction adenocarcinoma shares characteristics with gastric
adenocarcinoma: Literature review and retrospective
multicenter cohort study. Ann Gastroenterol Surg 5: 46–59,
2020.

[9]日本食道学会（編）．臨床・病理食道癌取扱い規約，
第11版．金原出版，2015.

[10]西満正，加治佐隆，阿久根務，他．噴門部癌について
―食道胃接合部癌の提唱．外科診療 15: 1328–1338,
1973.

[11]Yamagata T, Hirasawa D, Fujita N, et al. Efficacy of acetic
acid–spraying method in diagnosing extension of Barrett's
cancer under the squamous epithelium. Dig Endosc 24:
309–314, 2012.

[12]Nagahama T, Yao K, Maki S, et al. Usefulness of magnifying
endoscopy with narrow–band imaging for determining
the horizontal extent of early gastric cancer when there is
an unclear margin by chromoendoscopy（with video）.
Gastrointest Endosc 74: 1259–1267, 2011.

[13]小山恒男，高橋亜希子，依光展和，他．表在型Barrett
食道癌の側方進展範囲診断．胃と腸 51: 1322–1332,
2016.

[14]Muto M, Yao K, Kaise M, et al. Magnifying endoscopy simple
diagnostic algorithm for early gastric cancer（MESDA–G）.
Dig Endosc 28: 379–393, 2016.

[15]Goda K, Fujisaki J, Ishihara R, et al. Newly developed
magnifying endoscopic classification of the Japan Esophageal
Society to identify superficial Barrett's esophagus–related
neoplasms. Esophagus 15: 153–159, 2018.

[16]Endo T, Awakawa T, Takahashi H, et al. Classification of
Barrett's epithelium by magnifying endoscopy. Gastrointest
Endosc 55: 641–647, 2002.

[17]Amano Y, Kushima R, Ishihara S, et al. Crystal violet
chromoendoscopy with mucosal pit pattern diagnosis is useful
for surveillance of short segment Barrett's esophagus. Am J
Gastroenterol 100: 21–26, 2005.

[18]山形拓，平澤大，藤田直孝，他．Barrett腺癌の扁平上
皮下進展部の内視鏡診断―白色光，NBI，1.5%酢酸撒
布法．消内視鏡 23: 2148–2152, 2011.

[19]藤崎順子．内視鏡診断（拡大観察・NBIを中心に）
―Barrett食道癌の内視鏡診断．胃と腸 46: 2039–2046,
2011.

Summary

Diagnosis of the Lateral Margin of Esophagogastric Cancer

Ippei Tanaka[1], Dai Hirasawa,
Masato Nakahori, Toru Okuzono,
Kenjiro Suzuki, Yoko Abe,
Kimihiro Igarashi, Yoshitaka Nawata,
Yukari Tanaka, Satoshi Ito,
Tomoki Matsuda

With the advancement in endoscopic equipments, superficial
carcinoma of the esophagogastric junction is more frequently
detected and more likely to be treated endoscopically in Japan.
An accurate diagnosis of the lateral extension of the lesion
is important to resect the lesion en bloc. In this study, we
investigated the horizontal extension of esophagogastric cancer.

We retrospectively reviewed cases treated with endoscopic
submucosal dissection from January 2012 to July 2019.
Esophagogastric cancer was defined according to the Nishi
classification. Lesions that met the pathological criteria were
defined as BC and those that did not meet these criteria were
classified as GC. Between the BC and GC, the patient's
background, clinicopathological features, the rate of lateral extent
（WLI［white light imaging］and NBI［narrow band imaging］
magnification）, and the presence of cancerous extension under
the squamous epithelium were compared. Previous studies
report that the endoscopic finding of SWS（small white signs）
after acetic acid staining represents the existence of CUS in BC.
Therefore, we investigated the endoscopic images of all these
lesions to determine the presence of SWS.

There were 94 cases of esophagogastric cancer, including 69
GCs and 25 BCs. In both the groups, NBI magnification（BC:
92.9% vs. GC: 100%）was more useful than WLI（BC: 58%
vs. GC: 68%）for the lateral diagnosis of the lesion. Lateral
extension under the squamous epithelium was significantly more
common in BC. This result was considered to be largely related to
the distance between the lesion and SCJ. By observing the SWS
after acetic acid staining, lateral extension under the squamous
epithelium could be diagnosed preoperatively.

[1]Department of Gastroenterology, Sendai Kousei Hospital,
Sendai, Japan.

食管胃结合部腺癌的组织学分型诊断

——从内镜检查的角度

池之山 洋平 [1-2]

藤崎 顺子 [1]

河内 洋 [3-4]

中野 薰

并河 健 [1]

摘要●背景：食管胃结合部（EGJ）腺癌的术前组织学分型诊断的精度尚不明确。本文分别研究了ME-NBI的术前组织学分型诊断能力和活检的术前组织学分型诊断能力。方法：以EGJ腺癌114例116病变为研究对象。将组织学分型分为纯分化型、纯未分化型、组织混合型（分化型为主）、组织混合型（未分化型为主），分别研究了术前ME-NBI的组织学分型诊断和活检的组织学分型诊断与切除标本组织学分型的一致率。另外，还研究了切除标本中的黏膜内未分化型癌成分的有无与黏膜下层（SM）浸润率之间的关系。结果：各不同组织学分型的一致率为：纯分化型［ME-NBI：99.0%（102/103）vs 活检：98.1%（101/103），n.s.］，组织混合型（分化型为主）［ME-NBI：66.7%（8/12）vs 活检：16.7%（2/12），$P < 0.05$］，组织混合型（未分化型为主）［ME-NBI：0（0/1）vs 活检：0（0/1），n.s.］。未分化型癌成分（+）组的SM浸润率明显高于未分化型癌成分（-）组［76.9%（10/13）vs 16.5%（17/103），$P < 0.001$］。结论：纯分化型病变无论是ME-NBI还是活检，用哪一种方法都能进行高精度的术前组织学分型诊断。另一方面，对于组织混合型病变，ME-NBI的组织学分型诊断一致率高于活检，二者之间具有显著性差异。由此可见，需要通过ME-NBI进行详细观察，在选定适当的活检部位后再采集标本。另外，基于在切除标本中含有黏膜内未分化型癌成分时SM浸润率显著性增高的结果，笔者认为在术前进行详细的组织学分型诊断是很重要的。

关键词　**食管胃结合部腺癌　Barrett 食管腺癌　组织学分型诊断　放大内镜联合窄带成像（ME-NBI）　活检**

[1]がん研究会有明病院消化器内科　〒135-8550 東京都江東区有明3丁目8-31
　　E-mail：0801yohei@med.mie-u.ac.jp
[2]三重大学医学部附属病院光学医療診療部
[3]がん研究会有明病院臨床病理センター病理部
[4]がん研究会がん研究所病理部

前言

在日本按照西分类，食管胃结合部（esophagogastric junction，EGJ）腺癌是指肿瘤的中心位于 EGJ 的上下 2 cm 以内的癌。另一方面，在欧美，作为 EGJ 癌的定义，通常多采用 Siewert 分类。在欧美，从 30 年前开始包括 Barrett 食管腺癌（Barrett's esophageal adenocarcinoma，BEA）在内的 EGJ 腺癌急剧增加。据报道，在日本 EGJ 腺癌占胃癌总体的比例、Siewert 分类 Ⅱ 型的比例与 40 年前相比也有所增加。另外，与幽门螺杆菌（*Helicobacter pylori*）未感染 / 除菌后病例的增加以及饮食的西方化（高蛋白、高脂肪饮食）等相伴的 Barrett 食管（Barrett's esophagus，BE）发生率的上升令人担忧，预测与之相伴的包括 BEA 在内的 EGJ 腺癌的发病率将进一步增加。

近年来，EGJ 腺癌的治疗不限于外科切除，施行内镜切除的情况也越来越多，其有效性也被报道。过去，EGJ 腺癌内镜切除的标准并不明确，但 2017 年在日本进行了多中心协作研究（Japan esophagogastric junctional and esophageal adenocarcinoma study，EAST），明确了食管腺癌的转移风险。基于这一结果，认为浸润至黏膜下层（submucosa，SM）500 μm 以内，且不具有转移风险因素［病变径 > 30 mm、脉管浸润、深于深层黏膜肌层（deep muscularis mucosae，DMM）的低分化腺癌成分］的病变作为内镜切除的适应证是妥当的。另外，在 EGJ 腺癌区域的再研究中也得到了同样的见解。

因为含有低分化腺癌成分是 EGJ 腺癌的独立的转移风险因素，所以最好在术前正确地进行组织学分型诊断，但未见关于 EGJ 腺癌的内镜表现或术前活检与最终组织学分型的一致率的报道，术前能在多大程度上预测组织学分型还不是很明确。因此，本文就通过图像增强内镜（image-enhanced endoscopy，IEE）的代表——NBI 联合放大观察（magnifying endoscopy with narrow band imaging，ME-NBI）或术前活检能在多大程度上进行组织学分型诊断，以及术前活检应该从哪里取材等问题，通过本院的内镜切除和外科切除病例进行了研究。

对象

以 2005—2019 年间在本院施行了内镜治疗或外科切除的 EGJ 腺癌 114 例 116 病变为研究对象。EGJ 癌的定义遵循《食管癌处理规约第 11 版》，但鳞状细胞癌除外。合格标准为 EGJ 腺癌（病变主体距 EGJ 的口侧 2 cm、肛侧 2 cm）、浸润深度 SM 浸润以内［除外深于 T2（MP）］的病例。EGJ 在内镜下的定义为：纵行于食管下段的血管（栅状血管）的末端，或者是胃黏膜皱襞的末端。BEA 的诊断按照《食管癌处理规约第 11 版》进行。即，将组织病理学上在背景上存在有柱状上皮黏膜，且在该柱状上皮黏膜可以观察到以下 3 种表现中的某一种的病变规定为 BE 黏膜：①柱状上皮下的固有食管腺 / 导管；②柱状上皮内的扁平上皮岛；③柱状上皮下的黏膜肌层的双层结构。将判断为以 BE 黏膜为背景发生的腺癌规定为 BEA。即使是在组织病理学上不满足 BEA 条件的病变，如果内镜下一直到病变肛侧见有栅状血管的情况下，则也作为 BEA。将组织病理学表现和内镜表现均不满足 BEA 条件的病变规定为非 Barrett 食管腺癌（non-BEA）。另外，从纳入的病例中排除了以下病例：

①在本院的术前活检中没有得到腺癌的诊断的病例。

②未施行 ME-NBI，或因黏液、出血等原因无法充分评估放大表现的病例。

③混杂有腺癌以外的肿瘤成分（鳞状细胞癌、神经内分泌肿瘤等）的病例。

方法

对上述对象病例的临床表现、术前活检 / 切除标本的组织病理学表现进行了分析，并进行了以下研究。

1. 患者背景及病变背景

就年龄、男女比例、体重指数（body mass index，BMI）、胃食管反流病（gastroesophageal reflux disease，GERD；Los Angeles 分类为 Grade M 以上）、胃集合细静脉的规则性排列像（regular arrangement of collecting venules，RAC）的有无、治疗术式、BEA/non-BEA、瘤径、主要肉眼分型、

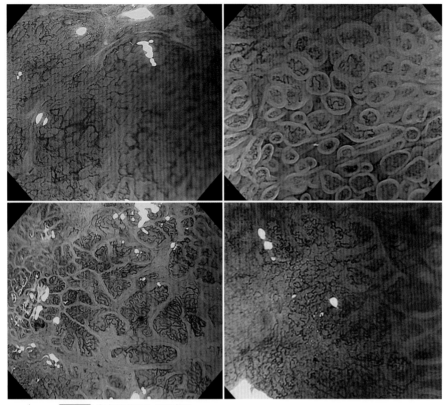

a	b
c	d

图1 代表性的ME-NBI表现。
a 网状结构（mesh pattern）。
b 袢状结构（loop pattern）。
c 波浪状微血管（wavy micro-vessels）。
d 螺旋状结构（corkscrew pattern）。

组织学分型、浸润深度、脉管浸润（淋巴管浸润、静脉浸润）等进行了研究。

2. 术前诊断（ME-NBI、活检）与切除标本的组织学分型诊断的一致率

采用以下方法进行组织学分型诊断，就术前ME-NBI诊断和活检诊断与切除标本的组织学分型诊断的一致率进行了研究。

（1）ME-NBI表现

在ME-NBI诊断中，着眼于肿瘤的细微黏膜花纹和微血管像。微血管像按照被用于胃癌的组织学分型鉴别诊断的八木等、Horiuchi等的标准，评估了以下表现（**图1**）。

①分化型癌的ME-NBI表现：网状结构（完全或不规则），袢状结构（绒毛状、颗粒状萎缩黏膜样、脑回状，颗粒状/乳头状）。

②未分化型癌的ME-NBI表现：波浪状微血管（wavy micro-vessels），螺旋状结构（corkscrew pattern）。

根据上述表现，将从内镜表现预测的肿瘤整体的组织学类型分为：①纯分化型、②纯未分化型、③组织混合型（分化型为主）、④组织混合型（未分化型为主）中的一种。

内镜设备采用EVIS LUCERA SPECTRUM或EVIS LUCERA ELITE（均为Olympus公司生产），内镜观察采用上消化道放大内镜GIF-H260Z、GIF-H290Z（Olympus公司生产）。另外，ME-NBI表现由2名内镜医生（池之山医生、藤崎医生）分别对所有病例进行了重新评估。当诊断结果有差异时，由上述2名内镜医生进行讨论，最终做出判断。

表1 患者背景及病变背景（114例116个病变）

年龄（平均值±SD）	（68.0±10.0）岁
性别（男性：女性）	102:12
BMI（平均值±SD）	（23.6±3.4）kg/m²
GERD	86.0%（98/114）
RAC	36.0%（41/114）
治疗（术式，ESD：外科切除）	98:18
BEA：non-BEA	59:57
平均瘤径（平均值±SD）	（17.9±12.4）mm
主要肉眼分型（0-Ⅰ:0-Ⅱa:0-Ⅱb:0-Ⅱc）	4:47:9:56
组织学分型［纯分化型：纯未分化型：组织混合型（分化型为主）：组织混合型（未分化型为主）］	103:0:12:1
壁浸润深度（pT1a：pT1b）	89:27
脉管浸润阳性率	10.3%（12/116）
淋巴管浸润阳性率	6.9%（8/116）
静脉浸润阳性率	6.0%（7/116）

SD: standard deviation，标准差；BMI: body mass index，体重指数；GERD: gastroesophageal reflux disease，胃食管反流病；RAC: regular arrangement of collecting venules，集合细静脉规则排列；ESD: endoscopic submucosal dissection，内镜黏膜下剥离术；BEA: Barrett's esophageal adenocarcinoma，Barrett食管腺癌。

（2）活检表现及切除标本表现

活检和切除标本均按照《胃癌处理规约第15版》、中村等的标准进行组织学分类。即，将乳头状腺癌（pap）和管状腺癌（tub）［高分化（tub1）、中分化（tub2）（分支吻合腺管、筛状结构、微腺管）］定义为分化型癌，将低分化腺癌（por）［充实型（por1）、非充实型（por2）］和印戒细胞癌（sig）定义为未分化型癌进行评估，与（1）ME-NBI表现的分类一样，

将肿瘤整体的组织学分型分为4型［①纯分化型、②纯未分化型、③组织混合型（分化型为主）、④组织混合型（未分化型为主）］。另外，在进行本研究时，术前的活检诊断由病理专科医生1名（河内医生）对所有病例进行了再评价。

3. 未分化型癌成分的有无和SM浸润率

就切除标本的黏膜内未分化型癌成分的有无与SM浸润之间的关系进行了比较研究。

统计学分析采用 χ^2 检验和McNemar检验，进行上述比较，将 $P < 0.05$ 规定为有显著性差异。ME-NBI的观察者间的一致性评价是通过求算 κ 系数进行的。

结果

1. 患者背景及病变背景

就被诊断为EGJ腺癌的114例116病变的患者背景及病变背景进行了分析（**表1**）。患者背景方面，平均年龄为68.0岁，性别比以男性居多，平均BMI为23.6 kg/m²。多数病例具有GERD（86.0%），在36.0%的病例见有RAC。治疗方法以内镜黏膜下剥离术（endoscopic submucosal dissection，ESD）居多，BEA和non-BEA的比例大致相同。平均瘤径为17.9 mm，主要肉眼分型为隆起型和凹陷型的比例大致相同。组织学分型为纯分化型的病变较多，为103个（88.8%）；组织混合型的病变为13个（11.2%），无未分化型的病例。壁浸润深度以黏膜层以内的病变较多（76.7%），脉管浸润阳性率为10.3%。

2. 术前诊断（ME-NBI、活检）与切除标本的组织学分型诊断之间的一致率

术前诊断与切除标本的组织学分型诊断的

表2 ME-NBI、术前活检与切除标本的组织学分型诊断之间的一致率

	与ME-NBI表现之间的一致率	与术前活检之间的一致率	P值
纯分化型	99.0%（102/103）	98.1%（101/103）	n.s.
组织混合型（分化型为主）	66.7%（8/12）	16.7%（2/12）	<0.05
组织混合型（未分化型为主）	0（0/1）	0（0/1）	n.s.
总体	94.8%（110/116）	88.8%（103/116）	n.s.

n.s.: not significant，无显著性差异。

表3 ME-NBI与切除标本的组织类型不一致的病例

病例	切除标本组织	ME-NBI		原因
1	组织混合型（分化型为主） tub2＞por	组织混合型（未分化型为主） wavy micro-vessels＞loop pattern	micro-tub（tub2）	
2	组织混合型（分化型为主） tub2＞por	纯未分化型 wavy micro-vessels	micro-tub（tub2）	
3	组织混合型（分化型为主） tub1＞tub2＞por	纯分化型 loop pattern	por为小区域	
4	组织混合型（分化型为主） tub1＞tub2＞por	纯分化型 loop＞mesh pattern	por为小区域	
5	组织混合型（未分化型为主） por＞tub2＞tub1＞pap	组织混合型（分化型为主） mesh＞wavy micro-vessels	在黏膜表层分化型癌成分多，在黏膜深层未分化型癌成分多	
6	纯分化型 tub1＞tub2	组织混合型（分化型为主） loop＞corkscrew pattern	黏膜萎缩	

一致率方面，ME-NBI表现为94.8%，术前活检为88.8%，准确度较高，两者无显著性差异。另外，关于2名内镜医生的观察者之间的一致率，κ系数为0.714，显示出相当高的一致率。各不同组织学分型的一致率如**表2**所示，ME-NBI不一致病例的原因如**表3**所示。

（1）纯分化型

116个病变中纯分化型有103个病变，占88.8%。ME-NBI表现的一致率为99.0%（102/103），术前活检的一致率为98.1%（101/103），两者均为非常高的一致率，无显著性差异（**表2**）。

（2）组织混合型（分化型为主）

分化型为主的组织混合型有12例（10.3%），与纯分化型相比，其ME-NBI表现和术前活检的一致率均较低［ME-NBI 66.7%（8/12）vs 活检16.7%（2/12）］。另外，在两者的比较中，ME-NBI表现与术前活检相比呈显著性增高的一致率（**表2**）。

（3）组织混合型（未分化型为主）

未分化型为主的组织混合型仅1例，ME-NBI表现和术前活检与切除标本组织学分型均不一致（**表3**，［**病例5**］）。

4）ME-NBI与切除标本的组织学分型诊断不一致的病例

通过ME-NBI进行的组织学分型诊断与

表4 切除标本中黏膜内未分化型癌成分的有无与SM浸润率

	未分化型成分 （+）	未分化型成分 （−）	P值
BEA	90.0%（9/10）	18.4%（9/49）	＜0.001
Non-BEA	33.3%（1/3）	14.8%（8/54）	n.s.
总体	76.9%（10/13）	16.5%（17/103）	＜0.001

n.s.：not significant，无显著性差异。

切除标本的组织学分型不一致的病例共有6例（5.2%）。在**表3**中总结了认为是产生不一致原因的表现。"通过ME-NBI诊断为未分化型癌表现（波浪状微血管）的区域是tub2（由微小腺管结构构成的中分化腺癌成分：micro-tub）的病变"2例，"未分化型癌（por）的区域小，术前诊断有困难的"病变2例，"未分化型癌（por）成分大量存在于黏膜深层，通过ME-NBI没能正确辨识未分化型癌的表现"1例，"黏膜萎缩明显，结构不清晰，误认为螺旋状结构（corkscrew pattern）的表现"1例。

3. 未分化型癌成分的有无与SM浸润率

接下来，对在切除标本中含有未分化型癌成分的组织混合型癌（13个病变）和不含未分化型癌成分的纯分化型癌（103个病变）的SM浸润率进行了比较研究（**表4**）。在全部116个病变中，27个病变见有SM浸润。SM浸润率在未分化型癌成分（+）组为76.9%（10/13），

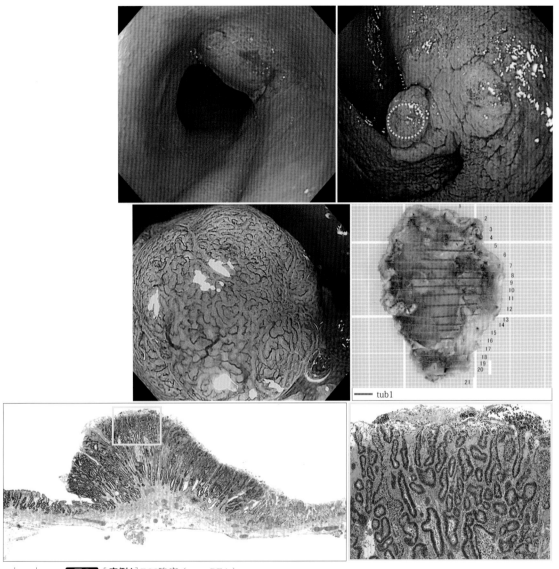

a	b
c	d
e	f

图2 ［病例1］EGJ腺癌（non-BEA）。

a 常规内镜像（白光，俯视）。病变存在于靠近EGJ的胃侧。

b 靛胭脂染色像（仰视）。在贲门部前壁见有伴结节状隆起的扁平隆起性病变（0-Ⅱa+Ⅰ型，黄色圆圈部）。

c NBI放大像。结节隆起部的表面结构不清晰，血管走行呈比较均一的网状结构。

d 切除标本和标测像。

e 隆起部的HE染色微距像。

f 隆起部（e的黄框部）的低倍放大像。高分化管状腺癌，一部分伴有分支，但以直的癌腺管为主。

未分化型癌成分（-）组为16.5%（17/103），见有显著性差异（$P < 0.001$）。当分为BEA和non-BEA进行分析时，BEA组的差异尤为显著（90.0% vs 18.4%，$P < 0.001$）。

病例

［**病例1，图2**］ EGJ腺癌（non-BEA）。

患者为70多岁的男性。病变位于靠近EGJ的胃侧，判断为贲门癌。在靛胭脂染色像中，

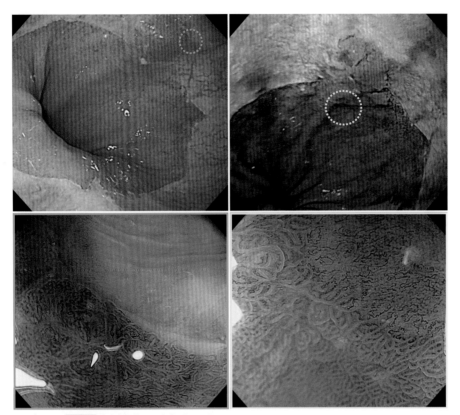

a	b
c	d

图3 ［**病例2**］EGJ腺癌（BEA）。

a 常规内镜像（白光）。EGJ前壁的0-Ⅱa型病变。一直到病变肛侧可以观察到栅状血管，病变存在于BE内。

b 靛胭脂染色像。不太厚的边界清晰的病变。

c NBI放大像（a的蓝色圆圈部放大像，病变的口侧）。见有方向性不同的白区（white zone），在内部见有形状不均一的血管，见有袢状结构（loop pattern）的表现。

d NBI放大像（b的黄色圆圈部放大像，病变的肛侧）。在不能辨识白区（white zone）的区域见有扩张、蛇行的血管，见有螺旋状结构（corkscrew pattern）的表现。

在贲门部前壁见有边界比较清晰，一部分伴有结节状隆起的30 mm大小的扁平隆起性病变（0-Ⅱa+Ⅰ型）。在ME-NBI中，以隆起部为中心，白区（white zone）变得不容易辨识，血管走行呈无断裂、变细、消失等的网状结构，被认为是完全网状结构（complete mesh pattern）。在病变内未发现疑似为未分化型癌成分的表现，判断为纯分化型的腺癌。通过从病变内隆起部取材的活检，诊断为腺癌（adenocarcinoma），tub1，为浸润深度cT1a的贲门癌，施行了ESD切除。

组织病理学表现为：adenocarcinoma（tub1），31 mm×21 mm，pT1a，pUL0，Ly0，V0，pHM0，pVM0。隆起部呈由比较直的腺管构成的管状结构的高分化管状腺癌（tub1）的表现。其他区域也为同样的组织病理学表现。

［**病例2，图3、图4**］ EGJ腺癌（BEA）。

患者为60多岁的男性。白光观察下，在EGJ的2点方向见有10 mm大小的表面隆起性病变（0-Ⅱa型）。一直到病变肛侧可以观察到栅状血管。病变存在于BE内，在靛胭脂染色像中，作为厚度不太厚的边界清晰的病变被辨识；在ME-NBI中，在肿瘤的口侧部见有与周围相比形状不均一、方向性不同的白区。由于在其内部见有口径不同且形状不均一的血

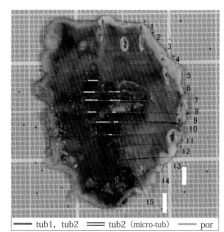

| ── tub1, tub2 | ══ tub2（micro-tub） | ── por |

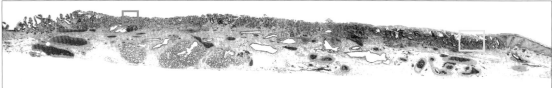

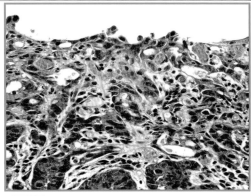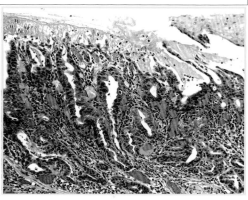

图4 ［病例2］EGJ腺癌（BEA）。

a 切除标本和标测像。虽然是以分化型癌（红线所示）为主的病变，但部分可见混杂有未分化型癌成分（绿线所示）。

b HE染色微距像。

c 肛侧黏膜内成分（**b**的绿框部）的高倍放大像。为呈索状结构、小型胞巢和不规则性愈合的微小管状结构（micro-tub）混杂的低分化～中分化腺癌。

d 口侧黏膜内成分（**b**的黄框部）的中倍放大像。为由呈蛇形的管状结构构成的高分化管状腺癌。

管，判断是祥状结构的表现。另一方面，在病变的肛侧，在未能辨识白区的区域见有互不相连的蛇行的血管，判断为螺旋状结构。但是，呈螺旋状结构的部位是小区域，肿瘤整体上被怀疑是分化型为主的组织混合型。从病变中央部取材的术前活检结果为腺癌，tub2 > tub1。诊断为BEA（浸润深度cT1a-LPM），通过ESD进行了切除。

组织病理学表现为腺癌（tub2 > tub1 > por2），16 mm × 16 mm，pT1b-SM2（500 μm），Ly0，V0，pHM0，pVM0。肿瘤口侧的区域为比较直的管状结构和呈不规则愈合的小型管状结构混合的高分化～中分化管状腺癌（tub1、tub2）的表现，而在肿瘤的肛侧，呈无腺管形成的小胞巢或呈索状结构的低分化腺癌成分与呈微腺腔结构（micro-tub）的中分化腺癌混合在一起。

讨论

日本东部肿瘤合作组（east cooperative oncology group，ECOG）的分析表明，含有低分化腺癌成分是 EGJ 腺癌的独立的转移风险因素，希望术前进行更准确的组织学分型诊断，但关于其诊断精度尚不明确。在本研究中，当分析 ME-NBI、术前活检与切除标本组织学分型之间的一致率，探讨术前在多大程度上可以预测病变的组织学分型时，对于纯分化型病变，ME-NBI 和活检的无论哪一种方法都可以高精度地得到术前组织学分型诊断的结果。另一方面，对于组织混合型病变，虽然活检的组织学分型诊断能力不高，但 ME-NBI 显示出较高的诊断能力。

在组织学分型诊断方面，关于胃癌，迄今为止已有多篇文章报道了 IEE 的有用性。Nakayoshi 等报道，着眼于微血管结构（micro-vascular pattern），在分化型癌易于观察到很好的网状结构（fine network pattern），而在未分化型癌易于观察到螺旋状结构。小山报道，着眼于绒毛（villi）样结构和小凹（pit）样结构的形状、腺管密度和血管结构，可根据异型度诊断分化度。另外，八木等着眼于白区的有无和微血管表现，对分化型癌和未分化型癌进行分类。将分化型癌的结构模式（pattern）分为网状结构和袢状结构，完全网状结构作为高分化管状腺癌的特征，不规则网状结构（irregular mesh）作为中分化管状腺癌的特征；关于袢状结构，着眼于白区的有无和白区的黏膜花纹来分类亚型。作为未分化型癌的血管，可以观察到波浪状微血管、螺旋状结构，并结合白环的有无进行分类。在 EGJ 区域，主要是在 BE 区域，欧美早早就提出了基于黏膜微结构和微血管结构分为非特殊柱状上皮→特殊柱状上皮→发育异常（dysplasia）/ 癌这 3 个阶段的内镜表现分类，但由于复杂，并且提出了多种关于内镜表现的分类，在实际临床中并没有得到普及。为了将其简化，日本提出了日本食管学会预测 Barrett 组织学（Japan Esophageal Society for predicting histology of Barrett's epithelium，

JS-BE）分类。该分类通过将黏膜微结构和微血管结构区分为规则性或不规则性（regular/irregular），在仅区分癌 / 非癌的病变，灵敏度为 87%，特异性为 97%，κ 系数为 0.77，显示出很高的精度。但是，关于基于内镜表现的组织类型分类，在 EGJ 区域尚没有像胃那样明显的报道。

在本研究中，针对本院病例的 116 个病变，研究了是否能根据前述的八木等和 Horiuchi 等的标准进行分类。食管腺癌多为分化型，而在本研究中也有 88.8%（103/116）的病变为纯分化型的组织学分型。对于纯分化型来说，99.0%（102/103）的病例可以通过 ME-NBI 诊断进行预测，与术前活检之间的一致率也非常高，达到了 98.1%（101/103）。也就是可以说，对于纯分化型病变，通过 ME-NBI 及病变内活检，可以在术前高精度地预测组织类型。另一方面，含有未分化型癌成分的组织混合型病变见有 13 个（11.2%）病变，13 个病变中有 12 个病变为分化型为主。对于组织混合型（分化型为主）的病变，术前活检与切除病理标本的最终组织病理分型之间的一致率仅为 16.7%（2/12），非常低。虽然通过 ME-NBI 的预测也不尽如人意，一致率为 66.7%（8/12），但与术前活检相比，精度显著提高。这提示，由于在组织混合型也大部分是分化型成分，因此仅通过放大观察来评估肿瘤中心，并从该部位取材进行活检是难以正确诊断组织类型的。通过活检进行的组织学分型诊断，只能反映所取材部位的表现，之所以发生与根据病变整体的评估得到的结果不一致的情况是不言自明的。相反，如果能够通过 ME-NBI 详细观察整个肿瘤，从怀疑为分化型癌成分的部分和怀疑为未分化型癌成分的部分分别取材活检的话，可以说就能够提高术前活检的诊断精度。

本研究还探讨了内镜表现和切除标本的最终组织学分型不一致的原因。即使混合有未分化型癌（por）成分，在该区域非常狭小的情况下，认为术前诊断也很困难。另外，在 tub2 中

形成微小管状结构（micro-tub）的区域，提示在ME-NBI下可能呈现出未分化型癌的表现（波浪状微血管或螺旋状结构）。但根据程度的不同，在呈微小管状结构（micro-tub）的中分化腺癌的情况下，有时在组织病理学上也很难与低分化腺癌相鉴别，在ME-NBI下来区分其差异就更加困难。另外，笔者认为，在最初组织病理学上见有微小管状结构（micro-tub）的情况下，就究竟是应该分类为中分化还是低分化这一问题，今后也有必要进行研究。

在美国胃肠病学会（American College of Gastroenterology，ACG）的临床指南中，BEA病例在术前活检见有por的情况下，不管浸润深度深浅，强烈推荐手术。另外，笔者等曾报道，以前在BEA病例通过术前活检检出por的情况下，为SM癌的概率显著性增高。在以EGJ腺癌为对象的本研究中，切除标本中含有黏膜内未分化型癌成分的病例与不含黏膜内未分化型癌成分的病例相比，也为SM癌的概率显著性增高的结果（76.9% vs 16.5%，$P < 0.01$）。考虑到与其他消化道癌、食管上段/中段的癌相比，EGJ腺癌的浸润深度诊断的正诊率较低，详细地进行ME-NBI，正确地进行组织学分型诊断，可能有助于浸润深度诊断和治疗方针的决定。

另外，作为本研究的局限性有以下几点：为单中心回顾性研究；内镜放大观察法、活检采集部位等未能统一；除外了无法评估的低质量内镜图像病例。

结语

通过对EGJ腺癌病变的一部分进行ME-NBI以及活检不能充分推测肿瘤整体的组织学分型，有可能将未分化型混合的组织型诊断为纯分化型。本研究虽然是回顾性研究，但显示通过ME-NBI评估肿瘤整体，可以在一定程度上预测组织学类型。笔者认为，今后有必要通过前瞻性研究，在详细进行病变整体的放大观察，进行内镜下组织学分型推测诊断的基础上，从适当的部位采样活检的情况下，也对能够在

多大程度上预测最终组织学分型及浸润深度这一问题进行研究。另外，也希望今后能够对在本研究中被判断为分化型腺癌的呈微小腺管结构（micro-tub）样的类似于低分化腺癌内镜表现的病变作为分化型总括起来考虑好，还是将中分化腺癌全部分类为分化型比较合适这一问题进行研究。

参考文献

[1]西满正，加治佐隆，阿久根务，他．噴門部癌について—食道胃境界部の提唱．外科诊療 15: 1328-1338, 1973.

[2]Siewert JR, Höscher AH, Becker K, et al. Cardia cancer: attempt at a therapeutically relevant classification. Chirurg 58: 25-32, 1987.

[3]Edgren G, Adami HO, Weiderpass E, et al. A global assessment of the oesophageal adenocarcinoma epidemic. Gut 62: 1406-1414, 2013.

[4]Kusano C, Gotoda T, Khor CJ, et al. Changing trends in the proportion of adenocarcinoma of the esophagogastric junction in a large tertiary referral center in Japan. J Gastroenterol Hepatol 23: 1662-1665, 2008.

[5]Drahos J, Xiao Q, Risch HA, et al. Age-specific risk factor profiles of adenocarcinomas of the esophagus: A pooled analysis from the international BEACON consortium. Int J Cancer 138: 55-64, 2016.

[6]Xie FJ, Zhang YP, Zheng QQ, et al. Helicobacter pylori infection and esophageal cancer risk: an updated meta-analysis. World J Gastroenterol 19: 6098-6107, 2013.

[7]Nagami Y, Machida H, Shiba M, et al. Clinical efficacy of endoscopic submucosal dissection for adenocarcinomas of the esophagogastric junction. Endosc Int Open 2: E15-20, 2014.

[8]Abe S, Ishihara R, Takahashi H, et al. Long-term outcomes of endoscopic resection and metachronous cancer after endoscopic resection for adenocarcinoma of the esophagogastric junction in Japan. Gastrointest Endosc 89: 1120-1128, 2019.

[9]Ishihara R, Oyama T, Abe S, et al. Risk of metastasis in adenocarcinoma of the esophagus: a multicenter retrospective study in a Japanese population. J Gastroenterol 52: 800-808, 2017.

[10]高橋宏明，石原立，小平純一，他．食道胃接合部腺癌のリンパ節転移頻度と特徴—多施設共同研究の結果から．胃と腸 52: 319-328, 2017.

[11]日本食道学会（編）．食道癌取扱い規約，第11版．金原出版，2015.

[12]Sharma P, Dent J, Armstrong D, et al. The development and validation of an endoscopic grading system for Barrett's esophagus: the Prague C and M criteria. Gastroenterology 131: 1392-1399, 2006.

[13]Chandrasoma P, Makarewicz K, Wickramasinghe K, et al. A proposal for a new validated histological definition of the gastroesophageal junction. Hum Pathol 37: 40-47, 2006.

[14]Hoshihara Y, Kogure T. What are longitudinal vessels? Endoscopic observation and clinical significance of longitudinal vessels in the lower esophagus. Esophagus 3: 145-150, 2006.

[15]Kusano C, Kaltenbach T, Shimazu T, et al. Can Western endoscopists identify the end of the lower esophageal

palisade vessels as a landmark of esophagogastric junction? J Gastroenterol 44; 842–846, 2009.

[16]八木一芳，味岡洋一．胃の拡大内視鏡診断，第2版．医学書院，2014.

[17]Horiuchi Y, Tokai Y, Yamamoto N, et al. Additive Effect of Magnifying Endoscopy with Narrow–Band Imaging for Diagnosing Mixed–Type Early Gastric Cancers. Dig Dis Sci 65; 591–599, 2020.

[18]日本胃癌学会（編）．胃癌取扱い規約，第15版．金原出版，2017.

[19]中村恭一，菅野晴夫，高木国夫，他．胃癌組織発生の概念．胃と腸 6; 849–861, 1971.

[20]Nakayoshi T, Tajiri H, Matsuda K, et al. Magnifying endoscopy combined with narrow band imaging system for early gastric cancer; correlation of vascular pattern with histopathology （including video）. Endoscopy 36; 1080–1084, 2004.

[21]小山恒男．ESDのための胃癌術前診断．南江堂，2010.

[22]Kara MA, Ennahachi M, Fockens P, et al. Detection and classification of the mucosal and vascular patterns（mucosal morphology）in Barrett's esophagus by using narrow band imaging. Gastrointest Endosc 64; 155–166, 2006.

[23]Sharma P, Bansal A, Mathur S, et al. The utility of a novel narrow band imaging endoscopy system in patients with Barrett's esophagus. Gastrointest Endosc 64; 167–175, 2006.

[24]Anagnostopoulos GK, Yao K, Kaye P, et al. Novel endoscopic observation in Barrett's oesophagus using high resolution magnification endoscopy and narrow band imaging. Aliment Pharmacol Ther 26; 501–507, 2007.

[25]Goda K, Fujisaki J, Ishihara R, et al. Newly developed magnifying endoscopic classification of the Japan Esophageal Society to identify superficial Barrett's esophagus–related neoplasms. Esophagus 15; 153–159, 2018.

[26]Ishihara R, Goda K, Oyama T. Endoscopic diagnosis and treatment of esophageal adenocarcinoma; introduction of Japan Esophageal Society classification of Barrett's esophagus. J Gastroenterol 54; 1–9, 2019.

[27]Paraf F, Fléjou JF, Pignon JP, et al. Surgical pathology of adenocarcinoma arising in Barrett's esophagus. Analysis of 67 cases. Am J Surg Pathol 19; 183–191, 1995.

[28]Pech O, May A, Manner H, et al. Long–term efficacy and safety of endoscopic resection for patients with mucosal adenocarcinoma of the esophagus. Gastroenterology 146; 652–660, 2014.

[29]Shimizu T, Fujisaki J, Omae M, et al. Treatment outcomes of endoscopic submucosal dissection for adenocarcinoma originating from long–segment Barrett's Esophagus versus short–segment Barrett's Esophagus. Digestion 97; 316–323, 2018.

[30]Shaheen NJ, Falk GW, Iyer PG, et al. ACG clinical guideline; diagnosis and management of Barrett's esophagus. Am J Gastroenterol 111; 30–50, 2016.

[31]並河健，河内洋，藤﨑順子．表在型Barrett食道腺癌の粘膜下層浸潤の危険因子の検討―会議録．第74回日本食道学会学術集会PD2, 2020.

[32]Thomas T, Gilbert D, Kaye PV, et al. High–resolution endoscopy and endoscopic ultrasound for evaluation of early neoplasia in Barrett's esophagus. Surg Endosc 24; 1110–1116, 2010.

[33]Fernández–Sordo JO, Konda VJ, Chennat J, et al. Is Endoscopic ultrasound（EUS）necessary in the pretherapeutic assessment of Barrett's esophagus with early neoplasia? J Gastrointest Oncol 3; 314–321, 2012.

[34]Bergeron EJ, Lin J, Chang AC, et al. Endoscopic ultrasound is inadequate to determine which T1/T2 esophageal tumors are candidates for endoluminal therapies. J Thorac Cardiovasc Surg 147; 765–771, 2014.

[35]Dhupar R, Rice RD, Correa AM, et al. Endoscopic ultrasound estimates for tumor depth at the gastroesophageal junction are inaccurate; implications for the liberal use of endoscopic resection. Ann Thorac Surg 100; 1812–1816, 2015.

[36]May A, Günter E, Roth F, et al. Accuracy of staging in early oesophageal cancer using high resolution endoscopy and high resolution endosonography; a comparative, prospective, and blinded trial. Gut 53; 634–640, 2004.

[37]Chemaly M, Scalone O, Durivage G, et al. Miniprobe EUS in the pretherapeutic assessment of early esophageal neoplasia. Endoscopy 40; 2–6, 2008.

Summary

Histological–type Diagnosis of Esophagogastric Junction Adenocarcinoma: The Viewpoint of Endoscopy

Yohei Ikenoyama[1–2], Junko Fujisaki[1], Hiroshi Kawachi[3–4], Kaoru Nakano, Ken Namikawa[1]

Background: The accuracy of the histological–type diagnosis of EGJA（esophagogastric junction adenocarcinoma）is not clear. We aimed to clarify the pretreatment histological–type diagnostic abilities of ME–NBI（magnifying endoscopy with narrow–band imaging）and biopsy.

Methods: We enrolled 114 patients with 116 EGJA lesions. Histological types were classified as DT（differentiated type）, UDT（undifferentiated type）, D–MT（DT–predominant mixed type）, and UD–MT（UDT–predominant mixed type）. The pretreatment diagnostic abilities of ME–NBI and biopsy for each histological type were examined. We also determined the correlation between the presence or absence of undifferentiated components in resected specimens and the SM（submucosal）invasion rate.

Results: The diagnostic abilities for each histological type were as follows: DT（ME–NBI: 99.0%［102/103］vs. biopsy: 98.1%［101/103］, n.s.）, D–MT（ME–NBI: 66.7%［8/12］vs. biopsy: 16.7%［2/12］, $P<0.05$）, and UD–MT（ME–NBI: 0% ［0/1］vs. biopsy: 0%［0/1］, n.s.）. The SM invasion rate was significantly higher in the UD–type group than in the group without the UD type（76.9%［10/13］vs. 16.5%［17/103］, $P<0.001$）.

Conclusion: Pretreatment diagnosis with ME–NBI and biopsy was possible with high accuracy for DT.

For mixed–tissue lesions, ME–NBI had a higher histological–type diagnosis concordance than biopsy. Therefore, it is necessary to observe ME–NBI in detail and select an appropriate biopsy site. Also, the pretreatment histological–type diagnosis is important because the SM invasion rate is significantly higher with the UD type in resected specimens.

[1]Department of Gastroenterology, Cancer Institute Hospital, Japanese Foundation for Cancer Research, Tokyo.

[2]Deperment of Endoscopy, Mie University Graduate School of Medicine, Tsu, Japan.

[3]Department of Pathology, Cancer Institute Hospital, Japanese Foundation for Cancer Research, Tokyo.

[4]Division of Pathology, Cancer Institute, Japanese Foundation for Cancer Research, Tokyo.

从具体病例来看食管胃结合部腺癌的浸润深度诊断

病例1

波佐谷 兼庆[1]　　青柳 裕之　　海崎 泰治[2]

[1] 福井県立病院消化器内科
〒 910-8526 福井市四ツ井 2 丁目 8-1
E-mail : hasatani9@yahoo.co.jp
[2] 同　病理診断科

关键词　　食管胃结合部癌　Barrett 食管癌　浸润深度诊断　内镜诊断

临床信息

患　者：60多岁，男性。

主　诉：胃灼热。

既往史：无特别记录事项。

嗜好史：饮酒：偶尔饮酒；吸烟：10支/d×40年。

现病史：以胃灼热为主诉，在附近医院就诊。在施行内镜检查时，发现在食管胃结合部（esophagogastric junction，EGJ）有异常，在活检中检测出了腺癌（adenocarcinoma），为了详细检查和治疗，被介绍到本院就诊。

住院时体征：身高159 cm，体重63.5 kg，血压132/80 mmHg，脉搏规则，66次/min。眼睑结膜无贫血，眼球结膜无黄疸。胸部：呼吸音清，无杂音，心音Ⅰ音、Ⅱ音正常。腹部：无压痛。下肢：无水肿。

住院时检查结果：血液检查：HP IgG抗体阴性。

图像展示

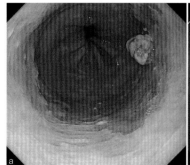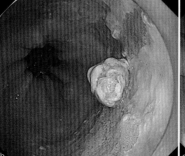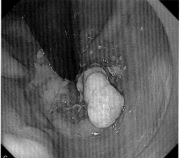

图1　初次检查时的常规内镜像（白光）。

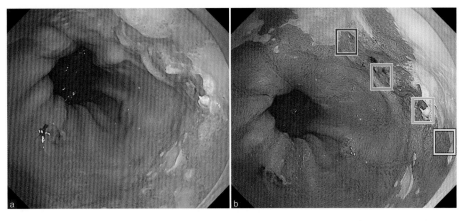

图2 治疗时的内镜像。
a 常规内镜像（白光）。
b 窄带成像（narrow band imaging，NBI）联合非放大观察像（远景）。

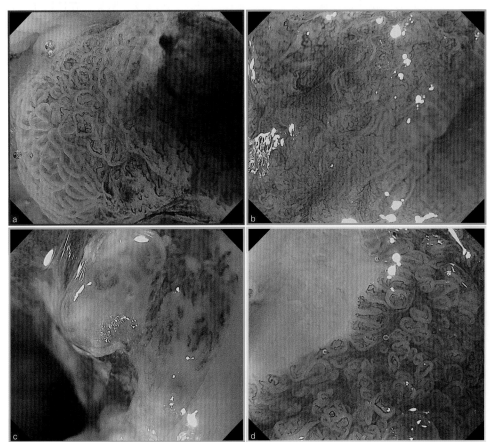

图3 图2b的放大像。**a**：红框部放大像；**b**：绿框部放大像；**c**：蓝框部放大像，**d**：黄框部放大像。

问题	定性诊断是什么？ 病变的浸润深度诊断是 T1a 还是 T1b？ 脱落的隆起性病变附着部的浸润深度是 T1a 还是 T1b？

内镜表现

1. 初次检查时：常规观察（白光）

背景黏膜尽管栅状血管不明显，但在鳞状–柱状上皮结合处（squamou-columnar junction，SCJ）的肛侧见有扁平上皮岛，判断为Barrett食管。在SCJ肛侧正下方的右壁见有发红的隆起性病变（**图1a**）。隆起的抬高陡峭，基部变细，凹凸不规则，可以观察到黏液的附着。在隆起基部的周围看起来似乎存在向前壁方向的0-Ⅱc型样、发红的凹陷性病变（**图1b**）。在反转图像中，隆起约有15 mm，观察到顶部整体上表层黏膜似乎脱落了（**图1c**）。深吸气时壁的伸展性良好，未见紧胀感和坚硬表现。诊断为浸润深度是深层黏膜肌层（deep muscularis mucosa，DMM）以内的癌，预定通过内镜黏膜下剥离术（endoscopic submucosal dissection，ESD）进行治疗。

2. 治疗时（距初次内镜检查3周后）内镜观察

（1）常规观察（白光）

在右壁的3点钟方向观察到的隆起性病变脱落了，作为凹陷性病变被辨识。在前壁方向的肛侧伴有边缘隆起，边界清晰；在后壁方向，接近扁平上皮岛，呈正常色～轻度发红的边界模糊的粗糙黏膜扩展，疑为病变的扩展。凹陷内部在前壁侧的区域发红明显，在凹陷中央部有一定厚度，凹凸不规则明显（**图2a**）。

（2）NBI联合观察

在NBI联合非放大观察中，病变的前壁侧呈褐色区域（brownish area），后壁侧在淡褐色区域伴有若干的凹凸、黏膜粗糙（**图2b**）。在NBI联合放大观察中，在病变的前壁（**图3a**）可以辨识边缘隆起的表面黏膜细微结构，在不规则的乳头状结构内见有显示走行异常的祥状血管。在凹陷的内部（**图3b**），表面细微结构变得难以辨识，不形成网格的口径不同、

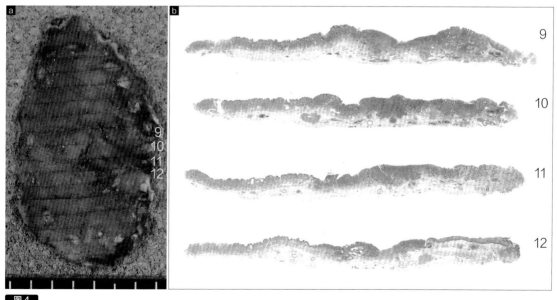

图4

a 切除标本的剖分像。

b 微距像。在切片9～12上有散在性的黏膜下层浸润。

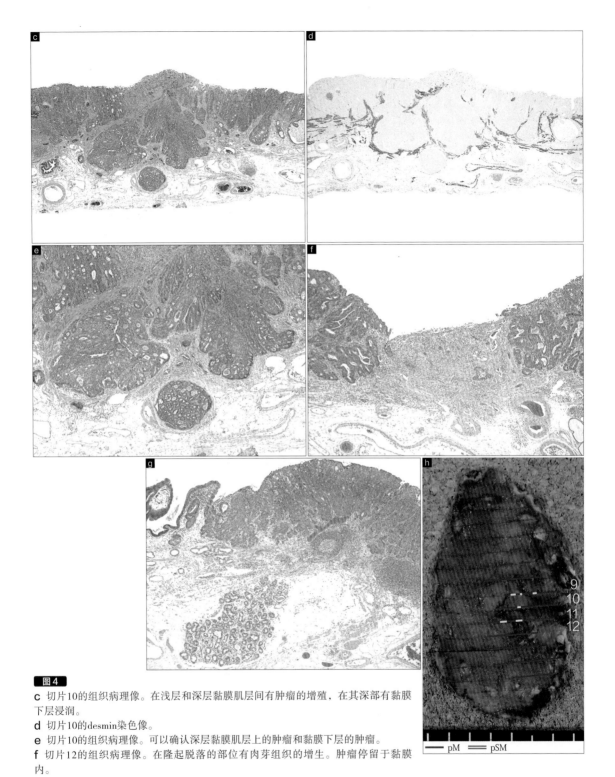

图4

c 切片10的组织病理像。在浅层和深层黏膜肌层间有肿瘤的增殖，在其深部有黏膜下层浸润。

d 切片10的desmin染色像。

e 切片10的组织病理像。可以确认深层黏膜肌层上的肿瘤和黏膜下层的肿瘤。

f 切片12的组织病理像。在隆起脱落的部位有肉芽组织的增生。肿瘤停留于黏膜内。

g 在背景黏膜见有双层的黏膜肌层和食管腺，诊断为Barrett食管癌。

h 标测像。红线部为黏膜内病变；黄线部为黏膜下层浸润部。

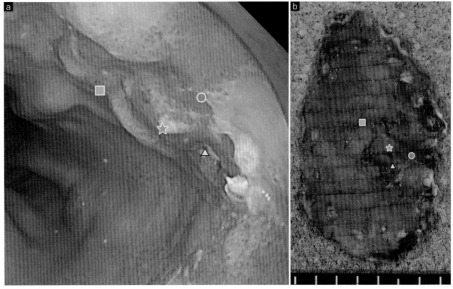

图5
a 对比图。★为凹陷内隆起的顶部，▲为隆起脱落部。
b 切除标本标测图。

形状不均一的血管的异常很明显。在靠近病变后壁侧的口侧病变边界（**图3c**）见有 SCJ 部扁平上皮下的厚度和异常血管，怀疑为扁平上皮下浸润。在病变后壁侧（**图3d**）表面呈大小不同的不规则的绒毛样结构；在内部可辨识血管排列异常，伴有形状不均一，疑为病变的扩展。

治疗前诊断

初次内镜检查时观察到的 0-Ⅰp 型隆起性成分脱落了，作为 0-Ⅱc 型的凹陷面清晰可见。特别是在凹陷面的前壁方向有一定厚度，凹凸不规则也明显，伴有边缘隆起。尽管很怀疑是黏膜下层浸润癌，但由于壁仍保持伸展性，判断可以进行包括诊断性治疗在内的 ESD 的先行治疗，并按原计划施行了 ESD。

病理解说

与食管扁平上皮相连续，在肛侧见有凹陷性病变。在凹陷的中央部有黏膜下肿瘤

（submucosal tumor，SMT）样的隆起，在其后壁侧见有隆起性病变脱落所形成的糜烂（**图4a**）。

在微距像中，以 SMT 样隆起部为中心散在有黏膜下层浸润（**图4b**）。

黏膜内的肿瘤由高分化~中分化型管状腺癌组成；在 SMT 样部位，浅层黏膜肌层 SMM 和深层黏膜肌层 DMM 之间有肿瘤浸润，两者背离。在黏膜肌层背离部内散在性有黏膜下层浸润，浸润距离为 650 μm（**图4c~e**）。

在隆起性病变脱落的糜烂部有肉芽组织的增生，但肿瘤停留于黏膜内（**图4f**）。在病变的口侧伴有扁平上皮下进展。

在肿瘤内及其周围，在扁平上皮岛和柱状上皮侧残存有食管腺，由于见有黏膜肌层的双层化，诊断为 Barrett 食管癌（**图4g**）。

最终组织病理学诊断为：0-Ⅱc，35 mm × 24 mm，tub1 > tub2 > por1，T1b-SM2（650 μm），INFb，Ly0（D2-40），V1（EVG），pIM0，pHM0，pVM0（**图4h**）。

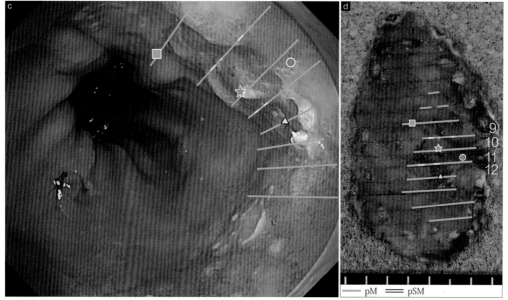

图5
c 对比图。★为凹陷内隆起的顶部，▲为隆起脱落部，绿线部为黏膜内病变，黄线部为黏膜下层浸润部。
d 标测像。绿线部为黏膜内病变，黄线部为黏膜下层浸润部。

总结

在对食管胃结合部浅表型腺癌的浸润深度诊断中，常规观察（白光）表现是最重要的，需要综合病变的形态、大小、颜色和厚度、凹凸不规则、硬度等信息进行评估。0-Ⅱa型和0-Ⅱb型、基部变细的0-Ⅰ型、有浅而平滑凹陷的0-Ⅱc型多被认为是黏膜内癌。

当回顾本病例时（**图5**），与初次内镜检查时相比，在0-Ⅰp型隆起前壁侧的凹陷部，厚度和凹凸不规则明显，伴有边缘隆起。该表现在治疗时内镜检查中更清楚地被观察到，疑为黏膜下层浸润的表现。另一方面，关于0-Ⅰp型隆起，尽管表面的不规则明显，但在基部明显变细，为提示黏膜内病变的表现。在与组织病理学表现的对比中也可以观察到，在有一定厚度并伴有凹凸不规则凹陷面可见向黏膜下层的浸润，基部变细的0-Ⅰp型隆起的附着部位为黏膜内癌。

本病例兼有黏膜内癌和黏膜下层浸润癌的特征，乍一看由于隆起的基部变细很明显，因此有可能看错黏膜内癌和浸润深度诊断。但是，如果从第一次内镜检查时就进行仔细观察的话，有可能对本病例做出黏膜下层浸润癌这一诊断。在像本病例这样伴有隆起的病变，容易将观察的重点放在隆起部分的性状评估上，而容易忽视对周围的黏膜表现的评估。尤其是对伴有隆起的病变，笔者觉得有必要认真仔细地观察其周围的黏膜表现，本病例是一个值得吸取教训的病例。

参考文献
[1]高橋亜希子，小山恒男，久保俊之，他．表在型Barrett食道腺癌の深達度診断―現状と限界．消内視鏡 26: 549-554, 2014.
[2]前田有紀，平澤大，原田喜博，他．Barrett食道癌の深達度診断．胃と腸 50: 575-582, 2015.
[3]吉永繁高，小田一郎，田中優作，他．表在型Barrett食道癌の内視鏡診断．胃と腸 51: 1311-1320, 2016.

从具体病例来看食管胃结合部腺癌的浸润深度诊断

病例 2

竹内 学 [1]　　　　　渡边 玄 [2]

[1] 長岡赤十字病院消化器内科
　〒 940-2085 長岡市千秋 2 丁目 297-1
　E-mail : yasuzuka2000@yahoo.co.jp
[2] 新潟県立がんセンター新潟病院病理診断科

关键词　　食管胃结合部　腺癌　浸润深度　窄带成像（NBI）　醋酸

临床信息		
患　者：60多岁，男性。		
主　诉：咽喉哽噎感。		
既往史：20岁时外伤（侧腹部刺伤）。		
嗜好史：饮酒：威士忌兑水1杯/d（约40年）；吸烟：40支/d（约40年，现已戒烟）。		
现病史：在附近医院为详细检查咽喉不适感而施行的上消化道内镜检查（esophagogastroduodenoscopy，EGD）中，在食管胃结合部发现异常，2014年1月为进一步检查而被介绍到笔者所在科室就诊。		
住院时体征：身高160 cm，体重66 kg，BMI 26 kg/m²，眼睑结膜无贫血，眼球结膜无黄疸，腹部有手术瘢痕。		
住院时检查结果：幽门螺杆菌（*Helicobacter pylori*）培养阴性，大便中幽门螺杆菌抗原阴性。		

图像展示

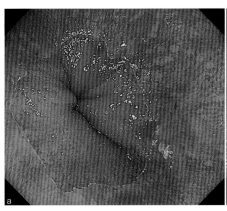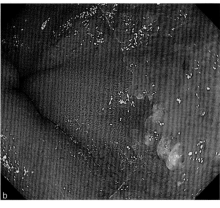

图1 常规内镜像。
a 深吸气状态下的食管胃结合部区域。
b SCJ右壁的近距像。

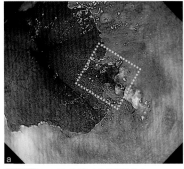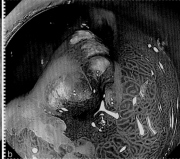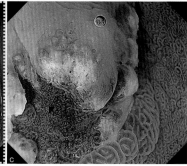

图2 NBI放大像（肛侧部分）。

a NBI非放大像。

b 反转状态下的病变肛侧部分（a的黄色虚线部分放大像）。

c b的近距放大像。

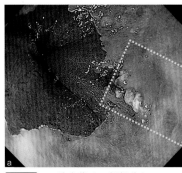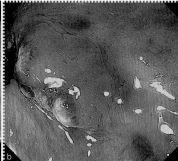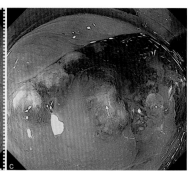

图3 NBI放大像（口侧部分）。

a NBI非放大像。

b 病变口侧部分（a的黄色虚线部分放大像）。

c b的近距放大像。

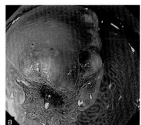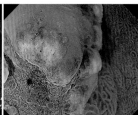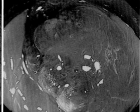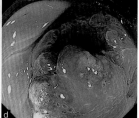

图4 醋酸联合NBI放大像。

a,b 病变肛侧部分。

c,d 病变口侧部分。

问题	定性诊断是什么？浸润深度诊断是 T1a 还是 T1b？

内镜表现

1. 常规内镜观察

通过深吸气下观察，鳞状－柱状上皮交界处（squamo-columnar junction，SCJ）的肛侧可以确认大致全周性的栅状血管，在 SCJ 右壁可见区域性的发红小凹陷。凹陷部的伸展性良好，无凹凸，也未见紧满感和僵硬表现（**图 1a**）。在病变的近景像中，凹陷的边界比较清晰，在其口侧见有白色的轻度隆起和白浊的扁平上皮（**图 1b**）。

2. NBI 放大观察

在窄带成像（narrow band imaging，NBI）非放大观察中，凹陷部作为褐色区域（brownish area，BA）被辨识，口侧的白色隆起部边缘也呈淡淡的褐色区域（**图 2a**）。在对**图 2a** 的黄色虚线部通过反转操作进行观察时，凹陷部具有不规则的分界线（demarcation line，DL），在口侧的轻度隆起部，在变薄的扁平上皮下见有不规则的血管（**图 2b**）。在 NBI 放大观察中，在凹陷部见有高密度的网状血管和边缘不规则的袢状血管；在口侧的扁平上皮区域还可以确认不规则的血管和小的开口样的表现。另

外，在画面的左上方见有白球征（white globe appearance，WGA）（**图 2c**）。在对**图 3a** 的黄色虚线部的 NBI 观察中，发现呈淡褐色区域的轻度隆起（**图 3b**）；在该部位的放大观察中，在变薄的扁平上皮下散见不规则血管和其周围极小的腺管开口部样表现（**图 3c**）。

3. 醋酸联合 NBI 放大观察

喷洒醋酸后，凹陷部的结构可以清晰地被辨识，见有不规则的结构，在凹陷周围的扁平上皮见有小开口部（**图 4a**）。当近距观察时，在凹陷部密集地存在大小不一的颗粒状结构和小凹（pit）结构（**图 4b**）。在呈结节状隆起的口侧部，可确认小开口样表现，在隆起的边缘部还可确认裂纹样的线状沟（**图 4c**）。在近景像中，在开口部见有变薄的扁平上皮，从而得知并不是真正的开口（**图 4d**）。

本科诊断

根据病变表现为发红、边界清晰的不规则凹陷，判断为发生于食管胃结合部的 5 mm 大小的上皮性肿瘤。根据呈网状血管，在醋酸联合 NBI 观察中见有颗粒状结构和小凹（pit）结构，组织学分型诊断为高分化型管状腺癌；根据未见无定形结构区域、平坦，诊断浸润深度为 T1a（M）。根据口侧部分是呈褐色区域的轻度隆起、呈小的开口部样表现以及呈线状的沟样变化，判断上皮下进展不仅是隆起部分，也涉及平坦部分。另外，虽然当放气时隆起部分被增强，但在**图 1** 的送气状态下的常规内镜观察中，隆起部分变矮，由于确认了良好的伸展性，认为浸润深度为 T1a（M）。根据以上结果判断是食管胃结合部腺癌，为高分化型管状腺癌，伴有向口侧的扁平上皮下进展，是浸润深度停留于黏膜内的病变，采用内镜黏膜下剥离术（endoscopic submucosal dissection，ESD）进行了整块切除。

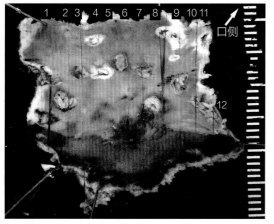

图 5 切除标本固定后的图像

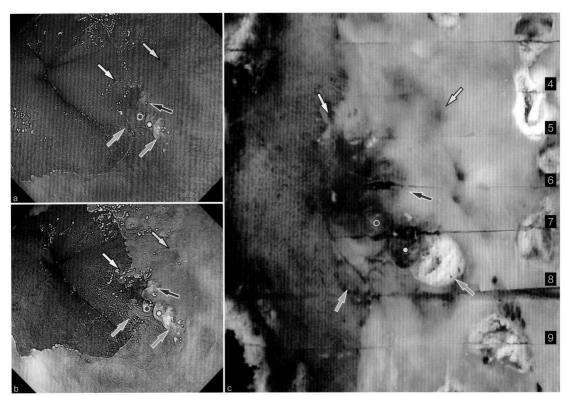

图6 切除标本部分图像对应图

组织病理学表现

展示切除标本固定后的剖分图像。切除径为 35 mm×30 mm，制作 12 张切片进行了病理学评估（**图5**）。将①常规内镜像、②NBI 像、③向右旋转 90° 的切除标本剖分像这三者，以箭头和点所表示的扁平上皮的形状、颜色变化和标志符号为基础分别进行对应（**图6**）。如标测像（**图7**）所示。红线部（—）为黏膜内高分化型管状腺癌，正如内镜诊断，口侧的隆起及隆起周围已向扁平上皮下进展。在扁平上皮下进展部（黄线部）见有 T1b-SM1 的浸润，在凹陷部的极小的蓝线部见有浸润距离为 930μm 的 Tb1- SM2 的浸润。

在切片 6 的微距像中，右侧的隆起部为肿瘤非露出部，左侧的凹陷部为肿瘤露出部（**图8a**）。在非露出部（扁平上皮覆盖部）的分化型腺癌部（**图8a** 的绿框部）的放大像中，肿瘤腺管有垂直于管腔面走行的趋势，有一部分

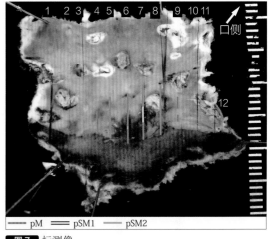

图7 标测像

贯穿扁平上皮而开口（**图8b**）。在露出部（扁平上皮非覆盖部）的分化型腺癌部（**图8a** 的蓝框部）的放大像中，存在有高度异型的腺管（画面左侧，颜色深的腺管）和异型性较低的腺管；扩张的肿瘤腺管存在于食管腺（**图8c** 的黄绿虚线部）更深处，最深处为 SM 930 μm

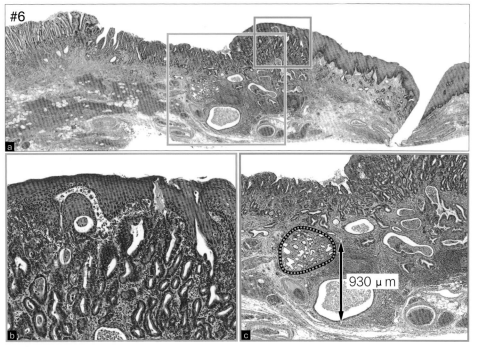

图8 微距像

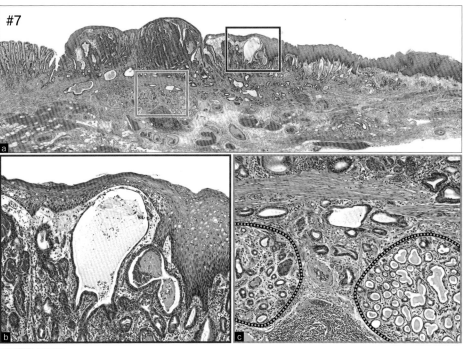

图9 微距像

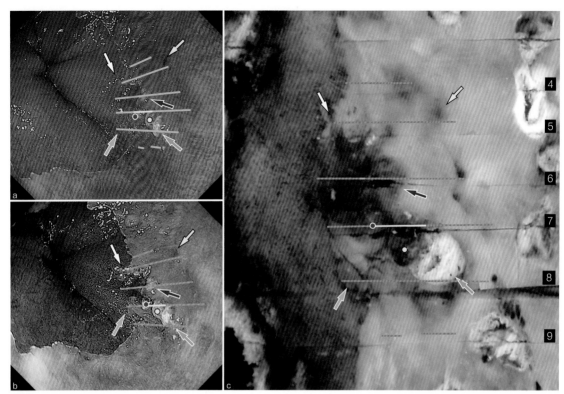

图10 对比图

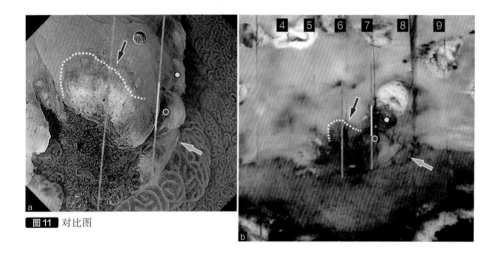

图11 对比图

（SM2）（**图8c**）。

在切片7微距像（**图9a**）的紫框部放大像中，在非肿瘤性扁平上皮的正下方，见有充满了混有少量炎性细胞的黏液、扩张的肿瘤腺管，相当于内镜像中的WGA（**图9b**）。在**图9a**的橙框部放大像中，保持着黏膜肌层，在存在于黏膜下层的食管腺（**图9c**的黄绿色虚线部）之间见有微小浸润的癌腺管（**图9c**）。

对比

下面基于**图6**中各种标志符号的对应，介绍使切除标本标测像反映到常规内镜像及NBI

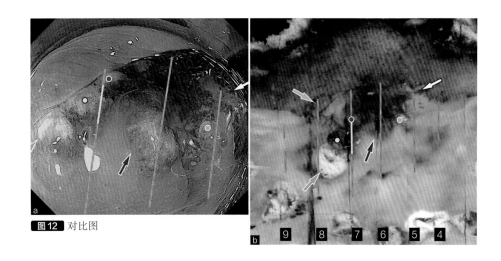

图12 对比图

像中的表现（**图10**）。我们了解到在比较广泛的范围内呈上皮下进展，在 NBI 非放大观察中呈淡褐色区域的表现最能反映进展范围。另外，也可以理解在**图11**中提示的 T1b 的蓝线部和黄线部分是非常小的区域。通过与 NBI 放大观察像的对比我们得知，在凹陷部呈网状血管部分的极小一部分见有 SM2 的浸润，在口侧扁平上皮下进展部分的很小的区域见有 SM1 的浸润（**图11**）。

另一方面，在与口侧的 NBI 放大观察像的对比中我们得知，不仅是隆起部分，甚至连见有小开口部样表现的部分和呈线状的沟样部分也有上皮下进展（**图12**）。

结语

笔者认为，在组织病理学上黏膜肌层保持完好的状态下，扩张的癌腺管浸润至黏膜下层，其表层与周围一样残存有黏膜内癌，即使回过头来看，这也是浸润深度诊断困难的主要原因。另外，关于呈扁平上皮下进展的 SM1 浸润的部分，由于同样无黏膜肌层的断裂，在浸润部也未见间质反应，并且黏膜内部分也为与周围同样的表现，因此即使在进行了详细的对比后，诊断黏膜下层浸润部分也很困难。

从具体病例来看食管胃结合部腺癌的浸润深度诊断

病例 3

高桥 亚纪子[1]　　小山 恒男　　山本 一博[2]
竹花 卓夫　　盐泽 哲[3]　　下田 忠和[4]

[1] 佐久医療センター内視鏡内科
　　〒385-0051 佐久市中込 3400 番地 28
　　E-mail : aurevoireurope@yahoo.co.jp
[2] 同　消化器外科
[3] 同　臨床病理部
[4] 静岡県立静岡がんセンター病理診断科

关键词　食管胃结合部　腺癌　浸润深度　SMT 样隆起　超声内镜

> **患　者**：70多岁，男性。
>
> **主　诉**：腹部胀满感。
>
> **既往史**：糖尿病，膀胱癌，肺气肿，肺癌，间质性肺炎。
>
> **现病史**：针对腹部胀满感施行了上消化道内镜检查（esophagogastroduodenoscopy，EGD），指出在食管胃结合部（esophagogastric junction，EGJ）有病变。
>
> **住院时检查结果**：未检查幽门螺杆菌（*Helicobacter pylori*）。

图像展示

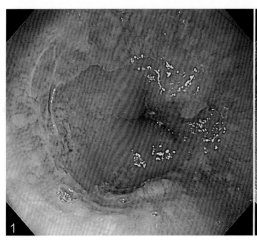 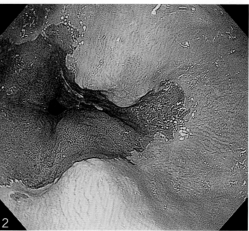

图1 EGJ的白光内镜像。
图2 相同部位的NBI内镜像。

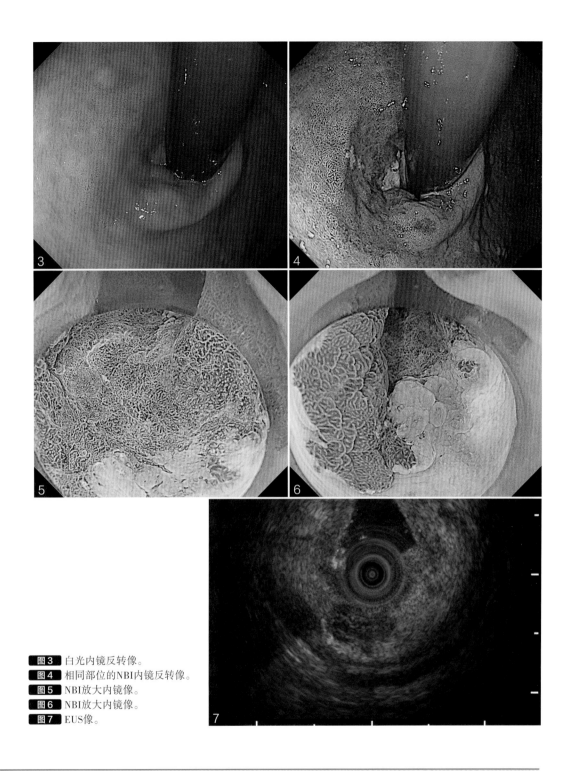

图3 白光内镜反转像。
图4 相同部位的NBI内镜反转像。
图5 NBI放大内镜像。
图6 NBI放大内镜像。
图7 EUS像。

问题 定性诊断是什么？ 浸润深度是 T1a 还是 T1b ？

内镜表现

1. 常规内镜观察

在白光观察像中，在鳞状－柱状上皮交界处（squamo-columnar junction，SCJ）肛侧左壁见有栅状血管，诊断为短段 Barrett 食管（short segment Barrett's esophagus，SSBE）。在右前壁见有横跨 SCJ 的黏膜下肿瘤（submucosal tumor，SMT）样隆起，其顶部发红（**图1**）。在稍脱气的窄带成像（narrow band imaging，NBI）观察中，SMT 样隆起更加明显。另外，在病变口侧的扁平上皮见有褐色变化，怀疑在扁平上皮下也有肿瘤存在（**图2**）。在反转像中见有发红的半周性凹陷性病变，口侧的一部分隆起（**图3**），在 NBI 中呈边界清晰的褐色区域（brownish area）（**图4**）。

2. NBI放大观察

在 NBI 放大观察（magnifying endoscopy with NBI，ME-NBI）中，见有密集而不规则的绒毛样结构，诊断为高分化型腺癌（tub1）。在其口侧的扁平上皮见有褐色变化和小孔，诊断存在有扁平上皮下进展（**图5**）。另外，在

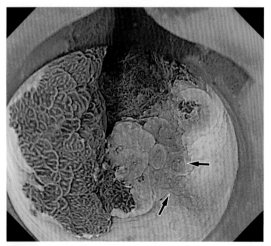

图6' NBI放大像。见有扁平上皮的褐色变化，还可以透见黄色的结构物（黑色箭头所指）。

口侧也见有扁平上皮的褐色变化（**图6**）；如图6'的黑色箭头所示，还可以透见黄色的结构物。在超声内镜检查（endoscopic ultrasonography，EUS；20 MHz）中，低回声区（hypoechoic mass）明显突出于3/7层；其内部回声不均一，可以观察到部分管腔样结构（**图7**）。

本科诊断

根据存在 SMT 样隆起，以及在 EUS 中见有突出于 SM 层的声团（mass），诊断为 T1b-SM2。在组织学分型方面，由于在 NBI 放大观察中见有密集而不规则的绒毛样结构，因此诊断为 tub1。活检诊断为 tub1。根据以上结果诊断为：Barrett 食管腺癌（Barrett's esophageal adenocarcinoma），0-Ⅱc+"Ⅰ"，tub1，T1b-SM2，30 mm，施行了胃全摘术。

病理学表现

虽然在新鲜切除标本不易发现 SCJ 肛侧的不规则的凹陷性病变，但在固定后的切除标本清晰可见。在内镜检查中可以观察到跨越 SCJ 的 SMT 样隆起，但如图8的蓝色箭头所示，在切除标本上隆起变得不明显。

在图9中显示剖分图。对于 EGJ，在长轴方向上进行了切开，为了解凹陷和隆起的相关性的切开。**图9**白色虚线部的组织病理像如**图10a～d**所示。在黏膜内见有 tub1 的肿瘤腺管，最深部为 T1a-DMM（**图10a**）。在其口侧的扁平上皮下见有 tub1，存在有扁平上皮下进展（**图10b**）。在部分腺管内有坏死物质潴留（intraglandular necrotic debris，IND）而扩大，推测这就是在**图6'**的扁平上皮下可透见的黄色结构物。另外，在 SCJ 正下方的黏膜下层见有扩张的 5 mm 大小的结构物（**图10c**），在高倍放大像中呈双层结构，诊断为扩张的导管（**图10d**）。

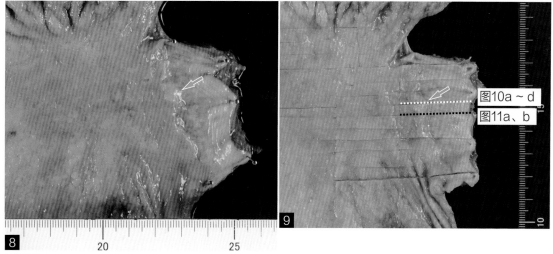

图8 新鲜切除标本。在内镜像中，跨越SCJ的SMT样隆起如蓝色箭头所指的那样变得不显眼了。

图9 剖分图。白色虚线部如**图10a~d**所示，黑色虚线部如**图11a、b**所示。

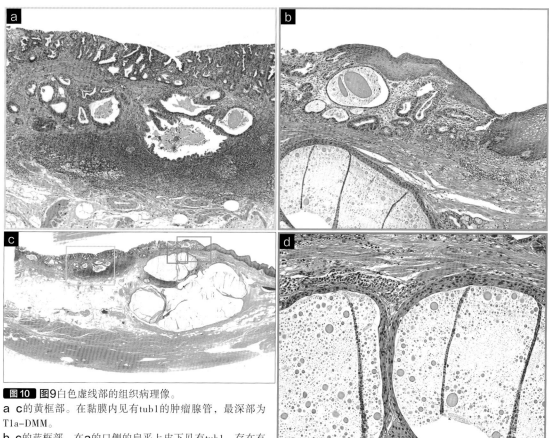

图10 图9白色虚线部的组织病理像。

a c的黄框部。在黏膜内见有tub1的肿瘤腺管，最深部为T1a-DMM。

b c的蓝框部。在a的口侧的扁平上皮下见有tub1，存在有扁平上皮下进展。

c 在SCJ正下方的黏膜下层见有扩张的5 mm大小的结构物。

d c的绿框部。高倍放大时呈双层结构，诊断为扩张的导管。

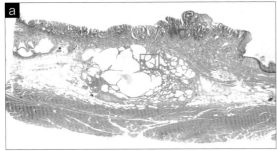
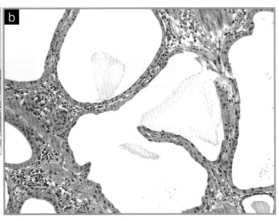

图11 图9黑色虚线部的组织病理像。

a 与图10c一样，在靠近SCJ肛侧的黏膜下层见有5 mm大小的结构物。

b a的蓝框部。在高倍放大观察下为扩张的贲门腺。

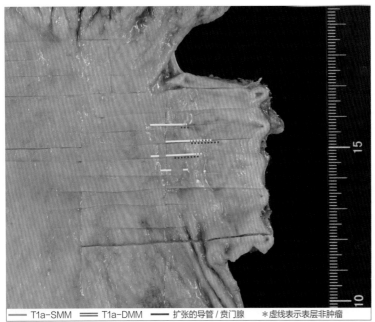

—— T1a-SMM ══ T1a-DMM —— 扩张的导管/贲门腺 ＊虚线表示表层非肿瘤

图12 标测像。病理诊断为：Barrett食管腺癌（Barrett's esophageal adenocarcinoma），0-Ⅱc+Ⅱb，tub1，T1a-DMM，Ly0，V0，N0，36 mm×13 mm（蓝线表示T1a-SMM，黄线表示T1a-DMM，红线表示扩张的导管/贲门腺，虚线表示表层非肿瘤）。

图9的黑色虚线部的组织病理像如**图11**所示。同样，在靠近SCJ肛侧的黏膜下层见有5 mm大小的结构物（**图11a**），当高倍放大观察时，为扩张的贲门腺（**图11b**）。

病理诊断为：Barrett食管腺癌（Barrett's esophageal adenocarcinoma），0-Ⅱc+Ⅱb，tub1，T1a-DMM，Ly0，V0，N0，36 mm×13 mm（**图12**，蓝线表示T1a-SMM，黄线表示T1a-DMM，红线表示扩张的导管/贲门腺，虚线表示表层非肿瘤）。

对比

EUS像（**图7**）和组织病理像（**图10c**，**11a**）的对比如**图13**所示。在EUS像中，在

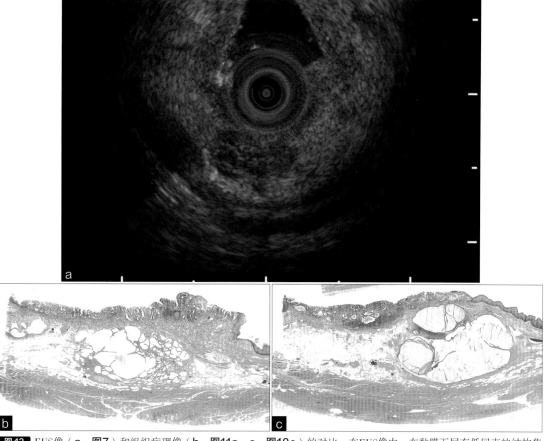

图13 EUS像（a：图7）和组织病理像（b：图11a；c：图10c）的对比。在EUS像中，在黏膜下层有低回声的结构集合成簇，这被认为是显示了扩张的导管和贲门腺。

黏膜下层有低回声的结构集合成簇，这被认为是显示扩张的导管和贲门腺。

结语

在本病例发现的病变为 EGJ 的发红的 0-Ⅱc 型病变，将在 ME-NBI 中呈不规则的绒毛样结构的范围诊断为 tub1，浸润范围诊断为正诊。另一方面，由于在 EGJ 口侧伴有 SMT 样隆起，在 EUS 中相同部位的黏膜下层存在低回声区（hypoechoic mass），诊断为浸润深度 T1b。但是，存在于黏膜下层的声团是扩张的导管及贲门腺。即使重新观察 EUS 图像，仍无法鉴别癌的浸润和扩张的导管及贲门腺，本病例被认为是显示术前浸润深度诊断的局限性的病例。

早期胃癌研讨会病例

在1年内见有明显的形态变化，最终为晚期癌的胃型低度异型分化型胃癌1例

儿玉 亮[1]　　　　牛丸 博泰　　　　川口 研二[2]

安藤 皓一郎[1]　　柳泽 匠　　　　　三枝 久能

牧野 睦月[2]

早期胃癌研究会病例（2019年11月度）

[1] JA 長野厚生連南長野医療センター篠ノ井総合病院消化器内科　〒 388-8004 長野市篠ノ井会 666-1　E-mail : kodryo@grn.janis.or.jp

[2] 同　病理診断科

摘要●患者为70多岁的男性。10年前因早期胃癌接受了ESD，此后每年通过EGD进行随访观察。在1年前的EGD中，虽然在胃穹隆部大弯见有10 mm左右的扁平隆起性病变，但由于通过活检组织病理学检查被诊断为Group 2，决定采取随访观察的方针。此次检查发现该病变增大为20 mm大小的半球形隆起性病变，在NBI放大观察中边界清晰，呈现出大小不一、不规则的绒毛样结构。经活检组织病理学检查诊断为Group 4，施行了ESD。在组织病理像中，表层为小凹上皮型、缺乏异型的腺癌，浸润至黏膜下。细胞表型为MUC5AC、MUC6阳性，诊断为胃型低度异型分化型胃癌。由于深部断端阳性，见有脉管浸润，施行了追加手术。

关键词　　胃癌　低度异型　胃型表型　形态变化　晚期癌

前言

由于在临床上很难用肉眼看出胃型低度异型分化型胃癌与周围黏膜之间的区别，在病理学上其结构异型和细胞异型也较差，有时被诊断为良性病变。其中，由具有类似于胃小凹上皮细胞的缺乏异型的细胞构成的具有胃型表型的病变非常罕见，其临床特征尚未被完全阐明。本文报道了1例在1年内见有明显形态变化的胃型低度异型分化型胃癌病例。

病例

患　者：70多岁，男性。

主　诉：无。

既往史：10年前对胃体中部和前庭部的早期胃癌施行了内镜黏膜下剥离术（endoscopic submucosal dissection，ESD）。之后接受了幽门螺杆菌（*Helicobacter pylori*）除菌治疗。

现病史：ESD后，每年接受定期的上消化道内镜检查（esophagogastroduodenoscopy，EGD）。在1年前的EGD中查出在胃穹隆部大弯有10 mm大小的扁平隆起性病变。由于在活检中诊断为Group 2（不确定是肿瘤），所以需要随访观察。在本次检查中，该病变已变为20 mm大小的半球状隆起性病变，进行了详细检查。

现体征：无应特别记录的异常表现。

血液检查结果：无应特别记录的异常表现。

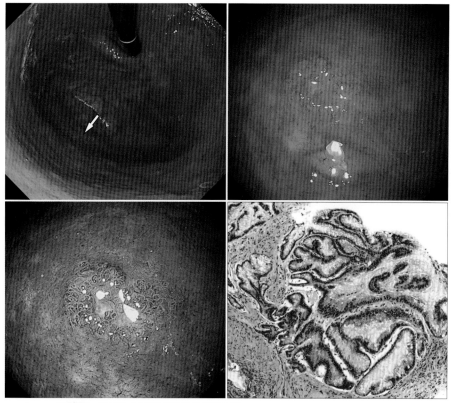

a	b
c	d

图1 1年前的内镜像和活检组织病理像。

a 白光观察像。在胃穹隆部大弯处见有小病变（白色箭头所指）。

b 病变的近距像（白光）。可以观察到中心伴有凹陷的低矮的隆起性病变。

c 同一病变的近距像（NBI）。病变有区域性，在其边缘可观察到大小不一和形状轻度不规则的绒毛样结构。在病变中央可见凹陷，其边缘见有透明的黏液潴留。

d 自同一病变采取的活检组织病理像（HE染色）。虽然无细胞异型，但可见腺管的不规则分支，见有结构异型。

1年前的检查结果 在胃穹隆部大弯见有10 mm大小、正常色、有光泽、伴有中心凹陷的低矮的隆起性病变（**图1a，b**）。虽然在常规观察中边界不清晰，但在窄带成像（narrow band imaging，NBI）观察中发现病变具有区域性，见有大小不一和形状轻度不规则的绒毛样结构。在病变中央可以观察到凹陷，见有透明性黏液的潴留（**图1c**）。怀疑为肿瘤性病变，进行了活检，发现为缺乏异型的小凹上皮，伴有乳头状变化。另外，可见腺管呈不规则分支的组织病理像。细胞核稍肿大，但无极性紊乱。根据结构异型这一点不能否定肿瘤性病变，但细胞异型较差，被诊断为 Group 2（不确定是肿瘤）（**图1d**）。因此决定进行随访观察。

详细检查时的上消化道X线造影表现（图2） 在胃穹隆部大弯见有20 mm大小、急剧抬高的较高的隆起性病变。病变的边缘为结节状，怀疑是上皮性肿瘤性病变。侧面变形，怀疑是深部浸润的癌。

详细检查时的EGD表现 胃穹隆部大弯的病变增大为20 mm大小的半球形隆起性病变（**图3a，b**）。病变的边界清晰，颜色从正常色变为部分略发红。表面结构由大小不同的绒毛样结构构成，病变的一部分凹陷，见有黏液的潴留（**图3c，d**）。在NBI放大观察中，病变的背景黏膜为伴有轻度萎缩的胃底腺黏膜（**图

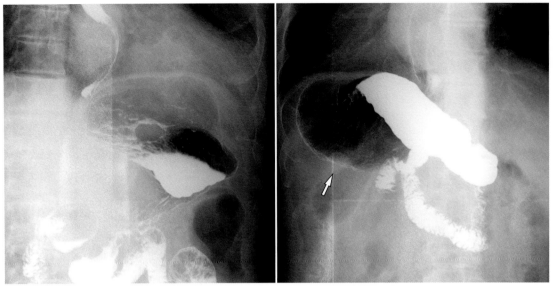

|a|b|

图2 详细检查时的上消化道X线造影像。
a 在胃穹隆部大弯见有约20 mm大小、边缘略不规则、呈陡峭隆起的较高隆起性病变。
b 病变的侧面像。可以观察到轻度的侧面变形（白色箭头所指）。

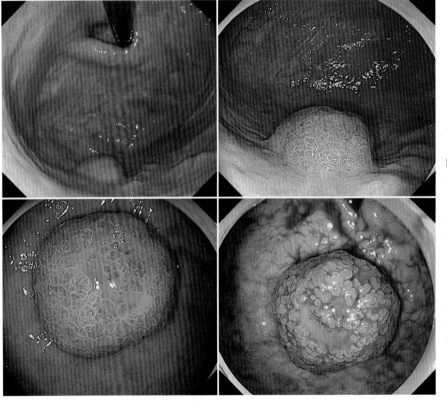

a	b
c	d

图3 详细检查时的EGD像。

a 常规内镜像（白光）。在胃穹隆大弯见有约20 mm大小的半球状隆起性病变。

b 白光观察像。病变为呈陡峭隆起的较高的隆起性病变，边界清晰。

c 白光观察像。病变表面从正常色到略带发红，可以观察到大小不同的绒毛样结构；病变的一部分见有潴留黏液的凹陷。

d 同一病变的靛胭脂染色像。

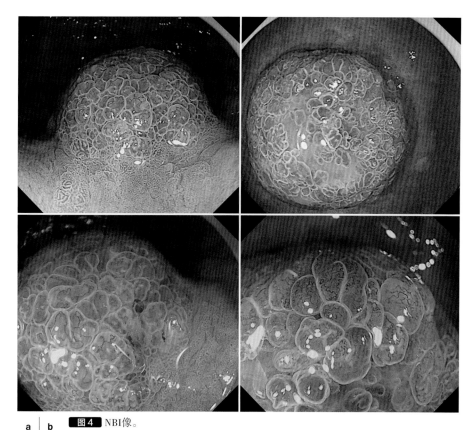

<table>
<tr><td>a</td><td>b</td></tr>
<tr><td>c</td><td>d</td></tr>
</table>

图4 NBI像。

a 低倍放大像。病变的背景黏膜为伴有轻度萎缩性变化的胃底腺黏膜；在病变的表面可以观察到大小不一的不规则的绒毛样结构。

b 低倍放大像。在病变中央见有黏液潴留；在凹陷部未观察到绒毛样结构。

c 中倍放大像。白区（white zone）的宽度比较均一；在凹间部可清晰地辨识开大的血管。

d 高倍放大像。在开大的凹间部可透见的血管呈略不规则的走行，但口径比较均一。

4a）；病变的表面结构虽然见有大小不同、不规则的绒毛样结构，但白区（white zone）的宽度比较均一。凹间部开大，血管清晰可辨，但未见血管口径的不同（**图4b～d**）。

活检组织病理学表现（图5） 为呈不规则的乳头状/管状结构的病变。被覆上皮为黏液丰富的小凹上皮，见有核的圆形肿大。虽然是低度异型，但认为是小凹上皮型肿瘤性病变，被诊断为 Group 4（怀疑为超高分化型胃癌）。

超声内镜检查（endoscopic ultrasonography，EUS）表现（图6） 在EUS（GF-UE260，12 MHz）中，病变表面具有清晰的边界回声，但在顶部边界回声变薄。病变与第2层

相连续，内部回声为呈不均一性的低回声，为充实性，未见提示黏液潴留的表现。见有第3层的断裂，认为是提示向深于黏膜下层浸润的表现。

综合考虑上述各种检查的表现，虽然怀疑是伴有向深于黏膜下层浸润的胃癌，但由于在活检组织病理学诊断中未能得出是癌的确定诊断，并且患者希望通过 ESD 治疗，因此在充分说明的基础上得到患者的同意，为了进行完整活组织检查（total biopsy）而采取了施行 ESD 的方针。

ESD 标本的病理学表现（图7） 在新鲜标本的肉眼表现中，病变为边界清晰、正常颜

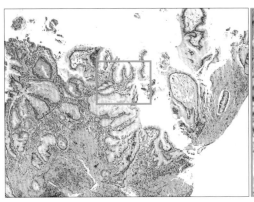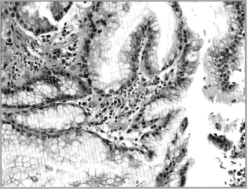

a | b **图5** 活检组织病理像。
a 低倍放大像（HE染色）。小凹上皮由黏液丰富、缺乏异型的细胞构成。表面可以观察到乳头状增殖，腺管呈不规则分支。
b a的蓝框部中倍放大像。与通常的小凹上皮细胞相比，见有细胞核的圆形肿大和核小体的清晰化。

色的 20 mm × 20 mm 的隆起性病变（**图7a**）。在组织病理学上，表层以乳头状结构为主体，被类似于原本的小凹上皮细胞的肿瘤细胞所覆盖。浸润部到深部，结构异型和细胞异型均有所增加，但判断属于低度异型的范畴（**图7b～f**）。病理诊断的结果为：U，Gre，0-Ⅰ型，乳头状腺癌（papillary adenocarcinoma），pT1b2（SM2，5,000μm），pUL0，Ly1，V1，pHM0，pVM1，R1。

在免疫组织化学染色中，MUC2 略呈阳性（**图8a**），而 MUC5AC（**图8b**）和 MUC6（**图8c**）在肿瘤病变整体均呈阳性，表现出胃型的表型。从黏膜病变深部到浸润部，溶菌酶（lysozyme）呈强阳性（**图8d**）。Ki-67 为不规则性广泛而密集的阳性表现（**图8e**）。

当套用田边等的分类时，认为是胃固有黏膜型的幽门腺黏膜型（幽门腺 + 小凹上皮型）。后作为追加外科切除施行了胃全切除术，在 ESD 后瘢痕的深部见有一直浸润至浆膜下层的异型性较差的肿瘤细胞的残留。最终诊断为：U Gre，pT3（SS），INFb，Ly0，V0，pPM0，pDM0，pN0（0/32），Stage ⅡA。现为术后 12 个月，随访无复发。

病变的经时变化 本病例自 10 年前的 ESD 后起，每年进行内镜随访观察，当追溯回看过

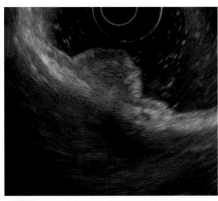

图6 EUS像。病变表面呈清晰的边界回声，在顶部边界回声变薄。病变与第2层相连续，见有第3层的断裂。呈内部回声不均一的低回声，未见提示黏液潴留的表现。

去的内镜表现时，认为至少从 4 年前开始就存在有 0-Ⅱa 型病变（**图9a**）。该病变虽然在 2 年前（**图9b**）和 1 年前（**图9c**）大小及形态都没有大的变化，但是在 1 年内见有迅速增大和形态变化（**图9d**）。

讨论

低度异型分化型胃癌在组织病理学上缺乏细胞异型，腺管结构保持较好，有时很难与胃小凹上皮和肠上皮化生相区别。在临床上，即使反复进行活检，也常常不能确诊为癌。另一

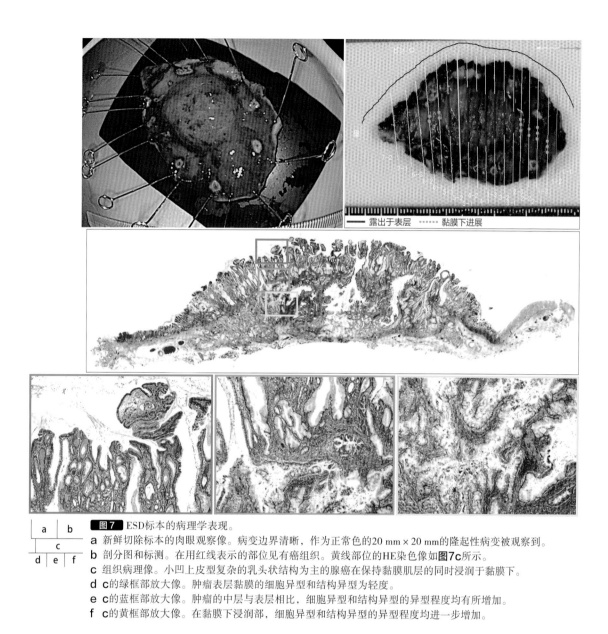

a	b
c	
d	e	f

图7 ESD标本的病理学表现。

a 新鲜切除标本的肉眼观察像。病变边界清晰，作为正常色的20 mm×20 mm的隆起性病变被观察到。

b 剖分图和标测。在用红线表示的部位见有癌组织。黄线部位的HE染色像如**图7c**所示。

c 组织病理像。小凹上皮型复杂的乳头状结构为主的腺癌在保持黏膜肌层的同时浸润于黏膜下。

d c的绿框部放大像。肿瘤表层黏膜的细胞异型和结构异型为轻度。

e c的蓝框部放大像。肿瘤的中层与表层相比，细胞异型和结构异型的异型程度均有所增加。

f c的黄框部放大像。在黏膜下浸润部，细胞异型和结构异型的异型程度均进一步增加。

方面，除了组织分化度和异型度以外，根据细胞表型的不同，胃癌在组织病理像上也有差异。在低度异型分化型胃癌中，尤其是在表现为胃型表型的癌中，存在发现诊断、范围诊断、浸润深度诊断上令人苦恼的病变。因此，随着近年来放大内镜观察的知识的积累，也开始在内镜诊断中提及胃型表型的有无。关于胃型低度异型分化型胃癌的内镜表现，据滨本等研究和报道，胃型与肠型相比，肉眼分型多为隆起型或浅凹陷型，颜色多为发红或褪色，有光泽感，多引起胃小区的消失或模糊化。病变内少有溃疡的形成。关于背景胃黏膜方面，在非萎缩区病变的病例占83.8%，幽门螺杆菌未感染病例占2.7%。笔者想，如果熟知并关注到上述的胃型低度异型分化型胃癌的内镜特征的话，就有可能怀疑本病例1年前的内镜表现是胃型低度异型分化型胃癌。

本病例虽然在1年内发生了明显的形态变

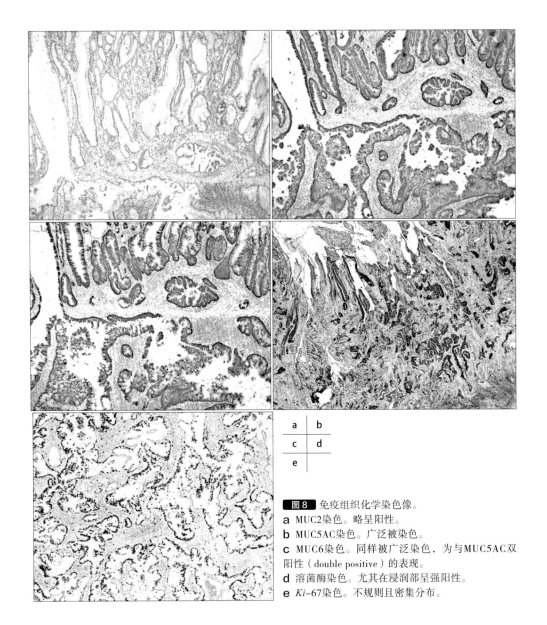

图8 免疫组织化学染色像。
a MUC2染色。略呈阳性。
b MUC5AC染色。广泛被染色。
c MUC6染色。同样被广泛染色，为与MUC5AC双阳性（double positive）的表现。
d 溶菌酶染色。尤其在浸润部呈强阳性。
e Ki-67染色。不规则且密集分布。

化，但根据病理学表现，形成隆起的是与表层的癌相连续、相对保留黏膜肌层的状态下浸润于黏膜下增殖的肿瘤细胞。低度异型分化型癌一般发育速度缓慢，当发育到黏膜内程度的大小时，就会产生高度异型癌成分，这种成分会浸润下去。但是，也存在极少数在低度异型的状态下稳步进展的病例，他们的恶性程度不亚于普通胃癌。作为恶性程度的指标，有根据Ki-67指数的肿瘤的细胞增殖能力。通过Meta分析证明，Ki-67阳性率高的胃癌一般预后较差，但是几乎没有关于低度异型分化型癌的细胞增殖能力的研究。在本病例，Ki-67阳性细胞广泛而密集地存在，被认为细胞增殖能力强。虽然根据本病例过去的内镜表现，笔者认为至少从1年以前就存在胃型低度异型分化型胃癌，但认为是细胞增殖能力强的肿瘤细胞在低度异型的状态下获得了浸润性，通过在深部浸润而在黏膜下增殖，从而引起快速的形态变化。

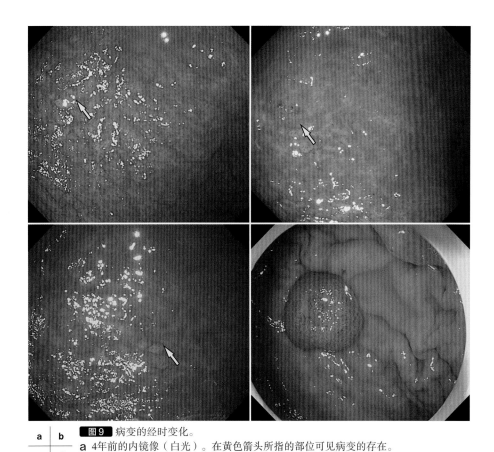

图9 病变的经时变化。

a 4年前的内镜像（白光）。在黄色箭头所指的部位可见病变的存在。

b 2年前的内镜像（白光）。黄色箭头所指部位的病变几乎未见大小和形状的变化。

c 1年前的内镜像（白光）。在黄色箭头所指的部位见有在**图1b**中所示的病变。与**图9a,b**相比未见明显的变化。

d 此次的内镜像。在1年内见有快速的增大和形态变化。

在笔者等能够检索的范围内，在日本能够追踪经时变化的胃型胃癌的病例报道包括本病例在内见有6例，其中缓慢增大的病例为4例，1例为6年无变化的黏膜下肿瘤（submucosal tumor，SMT）样隆起在第7年发生形态变化的浸润深度SM2的病例，没有像本病例这样在1年内发生明显形态变化的病例。三富等报道，通过多中心研究了从初次活检到切除经过1年以上随访观察的早期胃癌27个病变，27个病变中虽然低度异型胃型胃癌有11个病变，但在最长102个月的随访中，SM癌为6例，无晚期癌。另外，SM癌6例中异型度增大的病例有3例，低度异型肠型胃癌8个病变和高度异型癌8个病变均为M癌。入口等报道，分析了在过去的内镜像的修订诊断中能够指出异常的随访病例121例，胃型和混合型不管在组织学分型上是哪种，通过2~4年的随访，均为SM浸润癌的病例较多，而肠型则是长期在黏膜内癌的状态下发展的病例较多。小田等介绍，对过去2年以内接受过间接X线检查和内镜检查，即使进行回顾性分析也难以指出初期病变的38例胃癌进行了研究，以晚期癌被发现的病例多发生于U区，关于组织学分型则未见明显的趋势，但具有胃型表型的病例多达31例。虽然笔者认为像本病例这样在1年内引起明显的形态变化，以晚期癌发现的病例极为罕见，但需要注意，胃型低度异型分化型胃癌与肠型和高度异型癌相比，有在短期内恶化的病例。

胃型的低度异型分化型癌由于细胞异型性较差，呈现出类似于非肿瘤性组织的组织结构的分化，因此只通过该部分的组织活检有可能误认为非肿瘤性组织。为了不失去深切标本的制作和免疫组织化学染色等追加检查的机会，以内镜表现为代表的图像以及临床表现的确认非常重要，在内镜表现和活检组织病理学表现之间有背离的情况下，有必要在与病理医生进行充分沟通的基础上进行诊断和适当的治疗。通过本病例笔者反省，在1年前通过内镜检查辨识出病变时，即使见有提示胃型低度异型分化型胃癌的表现，活检组织病理学诊断为Group 2，通过放大观察等也有可能做出肿瘤性病变的诊断。笔者认为，在胃型低度异型分化型胃癌的临床诊断上，事先充分理解其存在和形态学特征是非常重要的。

结语

本文报道了1例在1年内见有明显形态变化的胃型低度异型分化型胃癌。笔者认为，本病例是1年前就已经存在的胃型低度异型分化型胃癌获得了浸润性，通过深部浸润后在黏膜下增殖而引起了快速的形态变化。胃型低度异型分化型胃癌有时难以通过活检组织病理学进行诊断，不能只依赖于活检的诊断结果，还要充分掌握癌的临床特征进行确定诊断。

临床概评　　八木 一芳　新潟大学地区医疗教育中心鱼沼基干医院消化内科

近年来，从胃底腺黏膜发生的胃上皮性肿瘤在研讨会中登场的情况比较多。根据该肿瘤在窄带成像（narrow band imaging，NBI）低倍放大观察像中背景也是以圆形小凹（A–B分类的B–1型）为主体这一点，我们知道了其背景是胃底腺黏膜（**图4a**）。如果提到从胃底腺黏膜发生的较高的隆起的话，可以举出的可能有幽门腺型腺瘤。但是，在幽门腺型腺瘤的放大像中可以观察到表面光滑，类似于网状的血管。散在有小凹的表层的1层小凹上皮构成其放大表现。虽然当癌变时形成乳头状、绒毛状的表层，但一定会在某处留下光滑的表层。但是，在该肿瘤中却没有这种表现。幽门腺型腺瘤及其癌变可以被除外。本病例的颗粒状的放大表现是类似于包括树莓型在内的小凹上皮型癌的表现（**图4b ~ d**）。可以想象，类似于小凹上皮型癌的癌存在于表层。

那么，形成这种隆起的大概是什么呢？高度分化的胃型肿瘤大多数是在深部保持有MUC6阳性细胞、在表层保持有MUC5AC阳性细胞和层次结构的病变。有深部的MUC6阳性细胞发生癌变的病变、表层的MUC5AC阳性细胞发生癌变的病变以及两者均发生了癌变的病变等，类型是多种多样。笔者在研讨会当天想到，虽然该肿瘤"表层被MUC5AC阳性的癌细胞所覆盖，但在其下方塞满了MUC6阳性的癌细胞，是其形成了隆起"。

但是，该肿瘤无论是表层还是深部，MUC5AC和MUC6这两者均为阳性，无层次结构，表型上完全是胃型表型的癌。Ki–67也为密集阳性，显示是增殖能力强的肿瘤。虽然在临床上也是晚期癌，在生物学上是恶性度高的癌，但通过HE染色被判断为低度异型癌。这是胃型表型癌的难点。近年来，异型性较差、生物学上恶性度较低的胃型肿瘤也比较多见了，在这种情况下，迫切需要能够准确识别这类癌的诊断技术。该病例是非常宝贵的病例。

参考文献

[1]海崎泰治，青柳裕之，波佐谷兼慶，他．胃型形質的低异型度分化型胃癌的恶性度．胃と腸 53: 61–68, 2018.

[2]田邉寛，岩下明德，池田圭祐，他．胃底腺型胃癌的病理組織学的特徵．胃と腸 50: 1469–1479, 2015.

[3]濱本英剛，村上雄紀，鈴木雄一郎，他．胃型形質的低异型度分化型胃癌的通常内視鏡診断—拾い上げ診断．胃と腸 53: 28–41, 2018.

[4]渡辺英伸，加藤法導，渕上忠彦，他．微小胃癌からみた胃癌的発育経過—病理形態学的解析．胃と腸　27:

| **病理概评** | 九嶋 亮治 | 滋贺医科大学病理学教研室（附属医院病理诊断科） |

这是一篇可以说"这就是胃型腺癌啊"的低度异型分化型胃癌的病例报道。所谓的低度异型分化型胃癌，是自从本刊发行"低度异型分化型胃癌的诊断"（2010 年 6 月号）以来得到了大家认可的术语，在词语上属于将令人感到矛盾的被称为低度异型高分化腺癌和超高分化腺癌的病变合到一起的范畴，在《胃癌处置规则》中，包括 tub1、tub2 和 pap 的一部分。在组织病理学/组织胚胎学上，是将下面的①和②合起来的概念，即将①由酷似于胃的固有上皮（小凹上皮、胃底腺、幽门腺）细胞或者化生上皮（肠上皮化生、假幽门腺化生）细胞（向其方向分化）、缺乏核异型的细胞构成的分化型癌和②作为腺瘤还是作为癌和意见不一致的肿瘤性病变合起来的概念。

曾有这样的病例报道，当有"活检病理诊断为 Group 1 或 Group 2，经过长期随访观察而注意到了的病变"而与某位病理医生商量时，被告知"这从一开始就是癌啊"的低度异型分化型癌（超高分化腺癌）。因为说本病例也提示给早期胃癌研讨会，所以笔者接受了咨询。在本病例想强调的一点是，不只是单纯的低度异型分化型癌，而是在短期内从**图 1** 变化到**图 3**，最终进展到了 pT3（SS）。

包括免疫组织化学染色在内，最终是 MUC5AC 和 MUC6 均染色，连溶菌酶也染色的胃型（幽门腺黏膜型）腺癌，但当只看 HE 染色切片时，为酷似于非肿瘤性的小凹上皮的病变，需与小凹上皮增生（增生性息肉）和小凹上皮型的肿瘤相鉴别。当这样的病变进展时，在浸润的前端部多变化为低分化腺癌，尽管也有本病例这样在一部分出现高度异型细胞的病例，但基本上是在呈低度异型的分化型形态的状态下不知不觉地浸润到浆膜下组织中。这种形态变化的契机大概是什么呢？ 是发生了进一步的基因突变吗？ 很令人感兴趣。

即使知道通过活检的 HE 染色切片发现是肿瘤，由于很难证明在活检标本内存在"浸润"，因此根据国外的诊断标准被诊断为小凹型发育异常（foveolar-type dysplasia）。在日本，因为经治过像本病例和多篇文献所报道的这样的病例，所以即使不能证明有浸润，也被认为"应该说是胃型腺癌"。但是，就连一直以来对胃型肿瘤倍加关注的笔者，也没有自信潇洒地将本病例的**图 1d** 这样的组织断言为"癌"，但我想告诉大家，这是肿瘤。如果不喜欢发育异常（dysplasia）这个术语，可以说是瘤形成（neoplasia）。希望能避开 Group 分类的单人行。

在该论文讨论部分的最后一段写道："在内镜表现和活检组织病理学表现之间有背离的情况下，有必要在与病理医生进行充分沟通的基础上进行诊断和适当的治疗"。的确如此。包括随访观察在内，该论文展示了漂亮的常规内镜像、放大内镜像、超声内镜像和上消化道 X 线造影像，以及详细的组织病理学/免疫组织化学表现，是几乎完美无瑕的力作，非常感谢。

59–67, 1992.

[5]荒尾真道, 上堂文也, 大森正泰, 他. EMRで診断しえた4型を呈した低異型度分化型胃癌の1例. 胃と腸 53: 108–115, 2018.

[6]Liu G, Xiong D, Zeng J, et al. Clinicopathological and prognostic significance of Ki–67 immunohistochemical expression in gastric cancer: a systematic review and meta–analysis. Onco Targets Ther 10: 4321–4328, 2017.

[7]Luo G, Hu Y, Zhang Z, et al. Clinicopathologic significance and prognostic value of Ki–67 expression in patients with gastric cancer: a meta–analysis. Oncotarge 8: 50273–50283, 2017.

[8]松永千佳, 馬場保昌, 牟田仁彦, 他. 粘膜下腫瘍様形態を呈した胃型の分化型胃癌（進行1型＋IIa型）の1例. 胃と腸 34: 567–572, 1999.

[9]藤澤貴史, 阪本哲一, 坂口一彦, 他. 2年間内視鏡的に経過観察した胃型分化型進行胃癌の1例. Gastroenterol Endosc 44: 1692–1698, 2002.

[10]長浜隆司, 八巻悟郎, 大倉康男, 他. 組織異型が弱く2年7か月経過観察を行った胃型分化型sm胃癌の1例. 胃と腸 38: 723–732, 2003.

[11]木村次宏, 本郷仁志, 中村圭也, 他. 粘膜下腫瘍様形態を呈し7年間経過観察された高分化型早期胃癌の1例. Gastroenterol Endosc 48: 1563–1568, 2006.

[12]三富弘之, 大倉康男. 病理学的に逆追跡可能な早期胃癌症例の解析—多施設症例の検討. 胃と腸 43: 1784–1797, 2008.

[13]入口陽介, 小田丈二, 水谷勝, 他. 内視鏡経過例における早期胃癌発育の遡及的検討—粘液形質からみて. 胃と腸 43: 1752–1763, 2008.

[14]小田丈二, 水谷勝, 入口陽介, 他. 急速に発育しSM massive以深に浸潤した胃癌の臨床病理学的検討. 消化器科 49: 149–153, 2009.

Summary

Marked Morphological Change in a Gastric–type, Low–grade, Well–differentiated Adenocarcinoma of the Stomach in 1 Year, Report of a Case

Ryo Kodama[1], Hiroyasu Ushimaru,
Kenji Kawaguchi[2], Koichiro Ando[1],
Takumi Yanagisawa, Hisanobu Saegusa,
Mutsuki Makino[2]

A 70–year–old man underwent endoscopic submucosal dissection for early gastric cancer 10 years ago, following which he received esophagogastroduodenoscopy every year. During follow–up, a flat elevated lesion measuring 10mm in size was detected in the greater curvature at the fornix of the stomach. Biopsy specimens were diagnosed as group 2. After 1 year, the lesion progressed to a hemispherical elevated lesion measuring 20mm in size. Narrow–band imaging with magnification revealed an irregular mucosal surface pattern of villi–like structure. Based on the biopsy specimens, an extremely well–differentiated adenocarcinoma was suspected. We performed endoscopic submucosal dissection. A pathological examination revealed that the superficial layer of the lesion was very mild atypia of foveolar–type adenocarcinoma, and the tumor invaded to the submucosal layer. Furthermore, the tumor cells were positive for MUC5AC and MUC6 ; therefore, we diagnosed the lesion as a gastric–type, low–grade, well–differentiated adenocarcinoma of the stomach. The horizontal margin of the resected specimens was positive with the involvement of vessels, and the patient was subsequently subjected to total gastrectomy.

[1]Department of Gastroenterology, JA Nagano Koseiren Minaminagano Medical Center Shinonoi General Hospital, Nagano, Japan.

[2]Department of Pathology, JA Nagano Koseiren Minaminagano Medical Center Shinonoi General Hospital, Nagano, Japan.

编辑后记

海崎 泰治 福井县立医院病理诊断科

在欧美，Barrett 食管癌的发病率增加，早已成为食管癌的主要组织学分型。在日本，由于幽门螺杆菌感染率的降低，普通型胃癌的减少很明显，而包括 Barrett 食管腺癌在内的食管胃结合部癌的发病率在增加。但是，由于现在单中心的病例数很少，因此归纳起来的研究还很少，在食管胃结合部癌的诊断和治疗方面还留有各种疑问。2017 年，在日本进行了多中心共同研究（EAST），阐明了食管腺癌的转移风险。研究显示，黏膜下层 500 μm 以内的浸润，且无病变径 > 30 mm、脉管浸润、深于深层黏膜肌层（DMM）的低分化腺癌成分等风险因素的病变作为内镜切除的适应证是妥当的。另外，在食管胃结合部腺癌的再研究中，也得到了同样的见解。本书基于上述结果，为了探讨与食管胃结合部癌的内镜切除条件有关的肿瘤的范围诊断、浸润深度诊断、组织学分型诊断问题，由小山、小田、海崎等 3 人策划。

首先，感谢井上医生完成了关于食管胃结合部腺癌的流行病学的论文。确实在临床上有食管胃结合部癌在增加的印象，但从严谨的流行病学来看，似乎并没有明显的增加。由于没有通过癌登记等方式来确定食管胃结合部的部位的编码，列举出了无法准确分类食管胃结合部癌这一问题。

由于食管胃结合部的解剖学特征，空间狭小而不易潴留钡或调节空气量，且易受到呼吸和心跳的影响等，因此影像学诊断比较困难。在笔者的论文中，在排除了解剖学上诊断困难因素的切除标本上，用肉眼判定病变的浸润深度，

探讨其有效性，并且还对只有在食管胃结合部的肿瘤才有的组织学特征以及肿瘤的形成进行了分析。

小田医生的论文探讨了通过 X 线进行食管胃结合部癌的浸润深度诊断。虽然仍显示出由于解剖学的位置而难以采用常规的 X 线诊断法，但正在开展根据肿瘤的肉眼分型和肿瘤的大小推测浸润深度的新型 X 线诊断法。在采用其他方法的诊断中也有充分应用的可能性，非常值得参考。

在松枝医生的论文中研究了通过内镜进行食管胃结合部癌的浸润深度诊断。该文分为结合部食管腺癌和结合部胃癌进行了研究，显示如果能消除解剖学上诊断的困难程度，就能通过病变的颜色和肉眼分型高概率诊断黏膜下层浸润，但显示在食管侧、胃侧其表现略有不同。

在田中医生的论文中展示了肿瘤的范围诊断。在食管胃结合部癌，由于受到肿瘤的特征性发育进展形式和反流性食管炎的影响，在白光观察下的范围诊断非常困难，通过 NBI 和喷洒醋酸后进行诊断非常重要。即使是结合部胃癌，如果能够把握食管扁平上皮下的进展形态，在癌的范围诊断上也有可能成为参考。

Barrett 食管腺癌大部分是分化型癌，而池之山医生的论文将范围放大到食管胃结合部癌，研究了通过内镜进行组织学分型诊断。结果表明，NBI 联合放大观察的组织学分型诊断正确率明显高于活检诊断。并且显示，通过未分化型成分混合癌的诊断，甚至有可能诊断

SM 浸润。这是一篇可以期待今后进一步发展的报道。

最后，关于主题病例，与以往不同，是以列举关于食管胃结合部癌的浸润深度诊断的具体病例并设问的形式进行探讨分析。虽然包含了迄今为止的浸润深度诊断病例的精华，但是也有即使详细分析也不能达到浸润深度诊断的病例。这被认为是目前食管胃结合部癌的浸润深度诊断的局限性。

当回过头来看时，在本书所收载论文中研究的病例数：笔者的论文为食管胃结合部癌 83 例（其中食管腺癌 21 例，下同），小田医生的论文为 74 例，松枝医生的论文为 240 例（91 例），田中医生的论文为 94 例（28 例），池之山医生的论文为 116 例（59 例）。虽然每篇论文的病例数较少，却是对关于食管胃结合部癌的各种问题给出了解决线索的研究成果。笔者认为，有必要利用本书的见解，对食管胃结合部癌的相关问题进行全日本的合作研究。希望本书能有助于对食管胃结合部癌的诊疗。

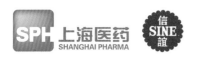
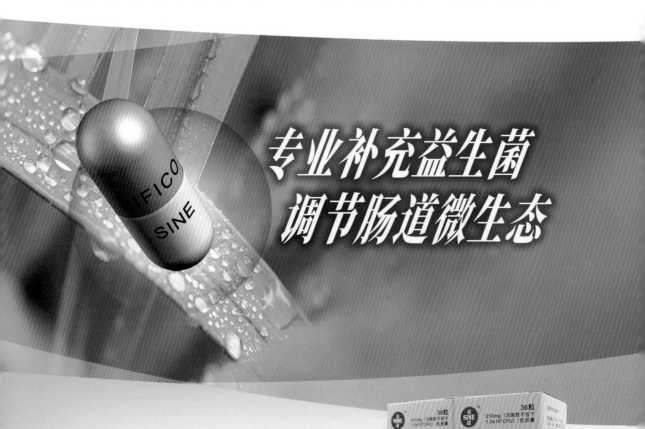

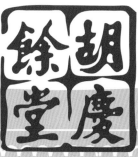
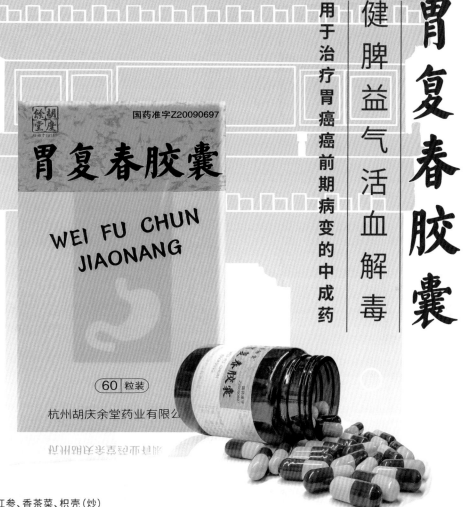

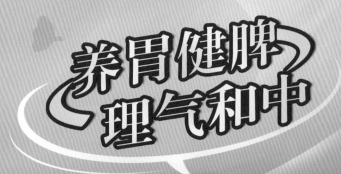
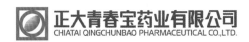